視能訓練士のための

生理光学

自分で作るワークブック

川瀬 芳克 著

共立出版

序　文

　本書は，筆者が平成25年に執筆した学内向けの自習用テキスト『視能訓練士のための生理光学　自分で作るワークブック』を改定したものである。筆者が講義を担当している「生理光学」の講義録を整理しまとめ，さらに記入式のワークブックとしたものである。

　学生の教育にあたり，詳細な資料を用意することが必ずしも学生の理解をすすめることにはならないことを経験している。現在においては"古い"と批判を受けそうであるが，自分で書くこと，ノートを作ること，そして演習により確認することが知識の定着には大切である。その経験からこのような記入式のワークブックを作成した。他書で詳しく説明されている個所は解説を省き，学生が自分で調べて記入することを意図した。一方，学生の理解が困難なところ，他書の説明では不十分と判断したところは詳細に解説を加え，計算過程も例示した。さらに各章末に練習問題を置いた。

　筆者が勤務する愛知淑徳大学 視覚科学専攻は視能訓練士の養成校であり，国家資格である視能訓練士の免許を持ち，眼科医療の一員として働くコ・メディカルを養成しているコースである。そこでの教育は自然科学の方法論に基づく理科系のものとなる。一方，在籍する学生の多くは文科系の出身であり，ほとんどが生理光学の基礎のひとつである物理学を履修していない状況である。そうした学生が光に馴染み，レンズに興味を抱くには体験が大切であると考え，偏光板やブラックライト，分光器などを使って光を視覚化することや，円柱レンズによる焦線の確認などを生理光学の導入部で行っている。本書のところどころにある実習はそれを反映したものである。こうしたところも大切にすることで，初めて光学に触れる学生の教科書として十分活用できると考えている。

　本書は1年間（90分授業×30時間）の指導を考えて作成した。対象としては生理光学を学ぶ初年次学生を想定している。筆者は1年次の後期から2年次の前期の1年間のテキストとして使用している。半年間の授業で全章を終えることも可能であるが，体験や実習を行い，演習により理解度を確認して進めていくためには1年間の授業が適当と考える。

　本書は眼科臨床の場で活用できる知識を習得することも念頭に置いている。そのため，すでに眼科に勤務している視能訓練士の方が自分の知識を見直し，基本を確認するために利用することも期待している。パワークロスの数的処理，網膜への結像状態については特に詳細に述べた。自覚的な屈折検査にあたり結像状態を意識して検査を進めることができると考えている。

　視能訓練士にとって生理光学の理解は眼屈折の理解のみならず，斜視や弱視あるいはロービジョンの方への視覚補助具の指導などにも不可欠なものである。ともすれば苦手な分野とされてきた生理光学が，本書により，少しでも身近なものになれば幸いである。

　このような意図のもとに作成した本書であるが，不十分なところ，教科書として使いにくいところもあると考えている。そうした個所は機会を捉えて改善していくつもりである。忌憚のないご意見をお寄せいただきたい。

最後に，上梓にあたりご指導いただきました関係の方々に厚くお礼申し上げます。とくに本書を作成するきっかけをつくってくださった本専攻の高橋啓介教授，川嶋英嗣教授，出版の手配をしてくださった栄進堂の青木克行会長，これまでとは異分野のものにも関わらず出版を快諾くださった共立出版株式会社の南條光章社長，藤本公一氏，そして本書の編集で丁寧にご指導くださいました中川暢子氏に心より感謝申し上げます。

2016年10月

川瀬 芳克

目　　次

第1章	**視器の構造と視路**	*1*
1.1	視器の構造	*1*
1.2	眼球の大きさ	*1*
1.3	各部の名称と機能	*1*
1.4	視路	*4*
1.5	眼球に関わる軸と角	*4*
	練習問題	*6*
第2章	**幾何光学の基礎**	*8*
2.1	光学	*8*
2.2	光の性質	*8*
2.3	幾何光学	*11*
2.4	光の速度と屈折率	*12*
2.5	反射の法則	*12*
2.6	屈折の法則	*12*
2.7	全反射	*13*
2.8	フェルマーの原理	*13*
	練習問題	*14*
第3章	**レンズ**	*15*
3.1	面屈折力	*15*
3.2	レンズ	*15*
3.3	屈折力	*19*
3.4	レンズの主要点	*22*
3.5	光路図の作成	*24*
3.6	レンズの3要素	*27*
3.7	レンズの収差	*27*
3.8	バージェンスとバージェンスの基本式	*29*
3.9	結像公式	*30*
	練習問題	*32*
	発展問題	*33*

第4章　球面鏡　　35

4.1　球面鏡　　35

第5章　視力　　38

5.1　視角と視力　　38

5.2　視力の尺度　　41

5.3　視力の種類　　42

5.4　視力値の表記法　　43

5.5　0.1未満の視力値とその測定法　　45

5.6　対数視力　　46

5.7　logMAR　　48

練習問題　　51

発展問題　　52

第6章　屈折と調節　　53

6.1　調節　　53

6.2　眼の屈折と屈折異常　　54

練習問題　　63

第7章　パワークロス　　65

7.1　パワークロス　　65

7.2　眼屈折と結像の状態　　83

練習問題　　96

第8章　検影法　　100

8.1　検影法　　100

練習問題　　105

第9章　頂点間距離と矯正度数　　106

9.1　頂点間距離と矯正度数　　106

練習問題　　109

第10章　涙液レンズ　　111

10.1　涙液レンズ　　111

練習問題　　113

第11章　プリズム　114

11.1　プリズムの基本　114

11.2　眼鏡レンズのプリズム作用　117

練習問題　118

練習問題解答　120

索　引　125

| 第1章 | 視器の構造と視路 |

視器の構造，各部の名称，機能を理解することは生理光学を学習するために不可欠である。屈折系の機能を理解するとともに，眼球断面図を正確かつバランス良く描けることが大切である。

1.1　視器の構造

右眼眼球を上から見たときの水平断面図を簡潔かつ正確に描き，主要部の名称を記入せよ。

1.2　眼球の大きさを記述せよ。

1.3　各部の名称と機能

（1）角膜：

（2）虹彩：

（3）瞳孔：

2 ● 第1章 視器の構造と視路

瞳孔に関する事象および語句を説明せよ。

　　a．瞳孔はなぜ黒いか

　　b．白色瞳孔

　　c．赤目現象

（4）毛様体：

（5）水晶体：

　調節作用
　水晶体の弾性と毛様体筋の作用に基づき調節作用を説明し，その過程を図示せよ。

（6）チン小体：

（7）硝子体：

（8）網膜：

（9）黄斑部（中心窩）：

　網膜および黄斑部に関し，次の語句を説明せよ。
　視細胞

　中心視力と周辺視力

（10）脈絡膜：

（11）強膜：

（12）視神経と視神経乳頭：

　視神経乳頭と黄斑部を含む右眼の正常眼底図（直像）を描け。

4 ● 第1章 視器の構造と視路

1.4 視路

（1）視路：網膜から視交叉を経て後頭葉視中枢にいたる経路を図示し，部位の名称を記入せ
　　よ。図においては各眼の左右網膜を区別し，視交叉部における半交叉による情報の統合
　　過程を明示すること。

1.5 眼球に関わる軸と角

　次の用語を説明せよ。

　　入射瞳（瞳孔との違いについても述べよ）

　　光軸

　　視軸（視線）

注視線

照準線

瞳孔中心線

図における1から4の点の名称を番号の横に記入せよ。
また，aからdの軸の名称を記号の横に記入せよ。

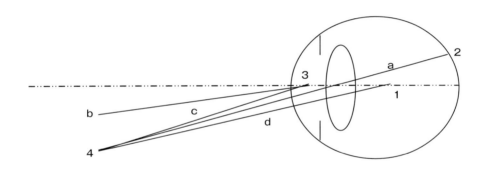

次の角の名称を（　　　　　）に記入せよ。
　　視線（視軸）と光軸がなす角　　　（　　　　　　　　　　）
　　注視線と光軸がなす角　　　　　　（　　　　　　　　　　）
　　瞳孔中心線と視線（視軸）がなす角　（　　　　　　　　　　）
　　瞳孔中心線と照準線がなす角　　　（　　　　　　　　　　）

6 ● 第1章　視器の構造と視路

練 習 問 題

1.1　成人眼球の基準値で正しいのはどれか。

　　1．前房深度：10mm

　　2．角膜中央部の厚さ：0.5mm

　　3．網膜の厚さ：2mm

　　4．視神経の直径：8mm

　　5．水晶体の直径：5mm

1.2　再生能力を持たない細胞はどれか。

　　1．結膜上皮

　　2．角膜上皮

　　3．角膜内皮

　　4．水晶体上皮

　　5．網膜色素上皮

1.3　健常成人で血管が存在する組織はどれか。2つ選べ。

　　1．角膜

　　2．水晶体

　　3．硝子体

　　4．脈絡膜

　　5．視神経

1.4　杆体について正しいのはどれか。

　　1．錐体より数が多い

　　2．網膜中心部ほど密度が高い

　　3．明るい環境下で働く

　　4．色覚をつかさどる

　　5．錐体より光に対する感度が低い

1.5 水晶体について正しいのはどれか。

1．大きさは生涯変わらない
2．軸性近視の原因となる
3．厚みは毛様体筋により変化する
4．前面と後面の曲率半径は等しい
5．細胞構造を失った蛋白質の集塊である

1.6 房水で正しいのはどれか。2つ選べ。

1．眼圧に関与する
2．毛様体で産生される
3．血漿より蛋白に富む
4．線維柱帯から結膜下に流出する
5．Schlemm 管から流入する

1.7 網膜からの神経線維が終了する部位はどれか。

1．視神経
2．視交叉
3．視索
4．外側膝状体
5．第1次視中枢

第2章　幾何光学の基礎

幾何光学は視能訓練士の業務に密接な関係があり，眼屈折，レンズ光学の分野に留まらず，視能矯正からロービジョンにおける光学的視覚補助具の選択・指導にいたるまでその知識と理解が不可欠である。近年，波動光学の臨床応用が広まってきているが幾何光学の重要性はいささかも減じていない。

2.1　光学

　光に関する現象について記述・研究する学問が光学であり，幾何光学，波動光学（物理光学）および量子光学に大別される。波動光学と量子光学を併せて物理光学と呼ぶこともある。このうち，視能訓練士が日常の業務で必要とするのは幾何光学と一部の波動光学である。ここでは幾何光学，波動光学，量子光学と分類する。

以下の光学について，その特徴を他との違いがわかるように説明せよ。
（1）幾何光学

（2）波動光学

（3）量子光学

2.2　光の性質
（1）光の性質の二重性について簡単に述べよ。

（2）300nm から 800nm の範囲において，可視光の範囲を示すとともに代表的な色名を記載し，可視光以外の範囲では赤外線，紫外線の領域を示せ。

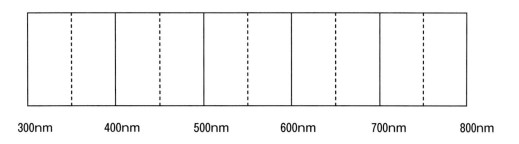

実 習
分光器を作成し，自然光（太陽光）と蛍光灯からの白色光，その他の光のスペクトルを比較せよ。

（3）波の成分
波（横波）を図示し，波長および振幅にあたる個所を示せ。

次の語句を説明せよ。
　a．波の速度

　b．振動数

　c．周期

10 ● 第2章 幾何光学の基礎

例題 2.1

2秒後に20mに達し，その間に4組の振動が観察された横波がある。次の値を求めよ。

速　度　＝

振動数　＝

周　期　＝

波長　λ　＝

波長と振動数から波の速度を求める式を作れ。

波の速度　＝

（4）横波と縦波

光学でいう「縦」，「横」は，一般に使われている「縦」，「横」と一致しない。横波と縦波を図示するとともに波の進行方向と振動の方向との関係から説明し，それぞれの例を挙げよ。

ａ．横波：

横波の例：

ｂ．縦波：

縦波の例：

実　習

バネを用いて横波，縦波をシミュレーションせよ。

2.3 幾何光学

（1）幾何光学における光の性質

　幾何光学では光の波長を無限大と考え，直線で表し，以下のような特徴を備えているものとしている。幾何光学の光の定理ともいえるものである。

　幾何光学は日常の現象を説明するには適しており，視能訓練士が扱う光学の大部分を占めている。

幾何光学における４つの光の性質を挙げ，例図を描き，簡単に説明せよ。

　　a.

　　b.

　　c.

　　d.

12 ● 第2章　幾何光学の基礎

2.4　光の速度と屈折率

　光は真空中でもっとも速く，秒速299,792,458 m，約30万km である。絶対屈折率は真空中の光速度とその媒質中の光速度の比である。すなわち光速度を屈折率で除したものがその媒質中の光速度である。いくつかの物質の屈折率を表に示す。

表 2.1　屈折率の例

物質	屈折率
空気	1.00028
窓ガラス	1.5
クリスタルガラス	1.6〜1.9
ダイヤモンド	2.42
水	1.33

例題 2.2

　窓ガラス中の光速度を秒速で求めよ。ただし真空中の光速度を 30 万 km とする。

2.5　反射の法則

　この法則を図示し，簡単に説明せよ。

2.6　屈折の法則（スネルの法則）

　この法則を図示し，簡単に説明せよ。

2.7　全反射

（1）全反射について説明し，図示せよ。

（2）眼科検査で全反射が起こらないような工夫をして行う検査がある。検査名を挙げ，その
　　　しくみを光学的に解説するとともに図示せよ。

2.8　フェルマーの原理

　　フェルマーの原理を，図を用いて解説せよ。

14 ● 第2章 幾何光学の基礎

練 習 問 題

2.1 媒質と屈折率の組合せで誤っているものはどれか。
1. 空気 ——————— 1.30
2. 角膜 ——————— 1.38
3. 前房水 ——————— 1.34
4. 水晶体 ——————— 1.41
5. 硝子体 ——————— 1.34

2.2 屈折率がもっとも高いのはどれか。
1. 空気
2. 角膜
3. 房水
4. 水晶体
5. 硝子体

2.3 屈折率1.50のガラス媒質中の光速度はどれか。ただし，真空中の光速度を300,000km とする。
1. 150,000km/s
2. 200,000km/s
3. 250,000km/s
4. 300,000km/s
5. 450,000km/s

第3章 レンズ

レンズの種類と名称，主要点の理解と光路図の作成，3要素，収差から結像までを学習する。

3.1 面屈折力

次式は光線が屈折率 n_1 である媒質Ⅰから屈折率が n_2 である媒質Ⅱに入射する際の面屈折力を示すものである。r は曲率半径である。媒質が同じであれば曲率半径が小さいほど屈折力は大きくなる。

$$D = \frac{(n_2 - n_1)}{r}$$

3.2 レンズ

次の語句を説明せよ。

（1）光軸と曲率半径

水平に並び，円弧の一部が重なった2つの円を描き，2つの円の中心を用いて光軸と曲率半径の説明をせよ。

（2）球面レンズ

　a．経線と経面

両凸レンズを例に，レンズの経線と経面を図示せよ（下図を利用してよい）。

b. 凸レンズ：両凸レンズ，平凸レンズ，凸のメニスカスレンズの断面図を描き，凸レンズ
の形状の特徴と入射する光線に対する機能を簡述せよ。

c. 凹レンズ：両凹レンズ，平凹レンズ，凹のメニスカスレンズの断面図を描き，凹レンズ
の形状の特徴と入射する光線に対する機能を簡述せよ。

d. 平行光線が凸の球面レンズに入射したときのレンズによる屈折を図示せよ。
図は光がレンズの左側（前側）から入射するように描け（以下，すべてに共通）。

e. 平行光線が凹の球面レンズに入射したときのレンズによる屈折を図示せよ。

（3）円柱レンズ
　a．凸円柱レンズ
　図は凸の円柱レンズの例で，形状をわかりやすくするため円柱の一部を縦に切断した形となっている。このレンズの上部，中間部，下部に入射する光が描かれている。入射光の，レンズ通過後の光路を記入せよ。また，このレンズの軸および焦線を記入せよ。

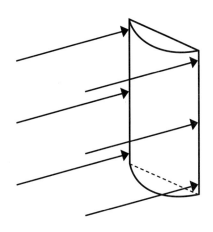

　b．凹円柱レンズ
　凸の円柱レンズの図に倣い，凹の円柱レンズと入射光線の光路，レンズの軸および焦線を描け。

実　習
　凸円柱レンズにレーザー光を入射し，焦線とその方向を確認せよ。

18 ● 第3章 レンズ

c．円柱レンズの屈折力

円柱レンズは，そのレンズの軸と直角方向で最大の屈折力を持ち，その値を屈折力として表示されている。一方，軸方向では屈折力はなく，D表示では±0.0Dとなる。

軸方向からθ（度）傾いた方向での屈折力は次式で求められる。

$$D_\theta = D \times (\sin\theta)^2$$

例題 3.1

屈折力が＋5.0Dの凸円柱レンズがある。このレンズにおける，軸方向，軸から45度方向，および軸と直角方向での屈折力を求めよ。

d．円柱レンズの表示方法　（円柱レンズを示すCの記号は必ず記載する）

凸円柱レンズ：C＋度数（D）　A軸（°）

凹円柱レンズ：C－度数（D）　A軸（°）　　　　軸を示すAは記載されないことがある

（例）C＋3.0D A90°

例題 3.2

屈折力が＋3.0D，軸が90°の円柱レンズを表示方法にしたがって示せ。

屈折力が－2.5D，軸が180°の円柱レンズを表示方法にしたがって示せ。

（4）トーリックレンズ

トーリックレンズは球面レンズと円柱レンズが組み合されたものである。あるいは屈折力が異なる2枚の円柱レンズを軸方向が直交するように組み合わされたともいえる。このトーリックレンズの光路および結像は乱視および屈折異常の矯正の理解に不可欠である。

a．次の語句を説明せよ。

　1）．強主経線

　2）．弱主経線

3）．前焦線

4）．後焦線

5）．最小錯乱円

6）．焦域（スタームの間隔）

b．上記の1）から6）の用語を用いてトーリックレンズに平行光線束が入射したときの光の経路を図に示し，各部の名称を記入せよ。円柱レンズの光路図を参考に作成せよ。

3.3　屈折力

（1）レンズの屈折力と焦点距離

単位はD（ディオプトリー）である。ディオプターという表現をすることが多い。

屈折力（D）は次式で表される。この公式は基本的な式であり，最重要なものである。公式中でfはmで表される焦点距離である。凸レンズは＋（プラス），凹レンズは－（マイナス）で表す。

$$D=\frac{1}{f}$$

焦点距離も同じ式より求められる。焦点距離には物側焦点距離と像側焦点距離があり，この

2者は符合が異なる。そのためどちらかを特定した場合，その焦点距離には符号が必要である。一方，両者を区別せず単に「焦点距離」と表現した場合は符号をつけないことが一般的である。

ただし，凸レンズ，あるいは凹レンズの度数を示しその焦点距離を問う国家試験で，どちらの焦点距離かが特定されなかったにもかかわらず，選択肢の数値がすべて符号付で提示されたことがある。この場合は，レンズの符号よりその焦点距離の符号を決めることになる。もっとも適切と考えられる選択肢を選ぶことが必要である。

ひとくちmemo

なぜ凸レンズは＋で，凹レンズは－なのか

1. 焦点距離の符号から考える

レンズの屈折力は「像側焦点距離」の逆数とされる。像側焦点は第2焦点にあたる。凸レンズの像側焦点距離は＋であり，凹レンズの像側焦点距離は－である。屈折力は像側焦点距離の逆数であることより凸レンズは＋，凹レンズは－となる。以下のその詳細を説明する。

レンズ光学において距離はベクトルで表される。水平方向については，右向きのベクトル（矢印）は＋，左向きのベクトル（矢印）は－で表される。

レンズの焦点はレンズの両側に1点ずつある。凸レンズでは光線の入射側であるレンズの左側に第1焦点，射出側であるレンズの右側に第2焦点がある。凹レンズでは光線の入射側であるレンズの左側に第2焦点，射出側であるレンズの右側に第1焦点がある。

それぞれ対応する主点との距離が焦点距離であり，主点から焦点に向って測定される。凸レンズでは第2主点と第2焦点の距離が像側焦点距離となり，符合は＋となる。これに対し，凹レンズでは第1主点と第1焦点の距離が像側焦点距離となり，符号は－となる。

2. 光のバージェンスから考える

光のバージェンスにおいて収束光線は＋，開散光線は－で表される。凸レンズは入射した光線束にプラスのバージェンスを加え，光線束を収束側に屈折させる働きがあるため＋で表示される。一方，凹レンズは入射した光線束にマイナスのバージェンスを加え，光線束を開散側に屈折させる働きがあるため－で表示される。

3.3 屈折力 ● 21

例題 3.3

焦点距離が次の通りである凸レンズの屈折力を求めよ。符号を付けよ。

2 m（200cm）	
1 m（100cm）	
0.2m（20cm）	
0.1m（10cm）	

例題 3.4

焦点距離が次の通りである凹レンズの屈折力を求めよ。符号を付けよ。

4 m	
20cm	
12.5cm	

このように焦点距離が短いほど屈折力の強いレンズとなる。

同じ公式を用いて屈折力から焦点距離が求められる。

$$f = \frac{1}{D}$$

例題 3.5

次の屈折力を持つレンズの焦点距離を求めよ。

＋ 1 D	
＋ 10D	
＋ 20D	

22 ● 第3章 レンズ

例題 3.6

次の屈折力を持つレンズの焦点距離を求めよ。

ー 2 D	
ー 4 D	
ー 8 D	

（2）焦点距離と屈折力

次の語句を説明せよ。

a．主点屈折力

b．頂点屈折力（後頂点屈折力）

理想的に薄いレンズの場合，レンズ中心に主点があると見做すことができ，レンズ中心から焦点までの距離を焦点距離とする。

3.4　レンズの主要点

焦点，主点，節点をレンズの主要点という。各項の指示にしたがい光路図を描き，図を用いてそれぞれを説明せよ。

（1）焦点

a．第1焦点（前側焦点，物側焦点）

凸レンズについては，レンズの左側で，光軸上の一点から発し，レンズに入射し，射出した後に平行光線となる図を描け。光の逆進の法則を利用し，レンズの右側から平行光線を入射させてもよい。同様に光の逆進の法則を利用すると作図が容易である。

凹レンズについては，平行光線がレンズの右側からレンズに入射する図を描け。

いずれも焦点の位置を示せ。

b．第2焦点（後側焦点）

凸レンズ，凹レンズに，レンズの左側から平行光線が入射したときの図を描き焦点の位置を示せ。

（2）主点

a．第1主点　厚い凸レンズにレンズの右側から平行光線が入射した時の光路図より，第1主平面を描き，第1主点の位置を示せ。

b．第2主点　厚い凸レンズにレンズの左側から平行光線が入射した時の光路図より第2主平面を描き，第2主点の位置を示せ。

（3）節点

a．厚い凸レンズに斜め左上からレンズに入射する光の経路を描き，その図より第1節点，第2節点を示せ。

24 ● 第3章 レンズ

（4）凸レンズを例に厚いレンズにおける主要点の位置を図に示せ。レンズを十分に厚く描く
こと。

（5）凸レンズを例に薄いレンズにおける主要点の位置を図に示せ。

3.5 光路図の作成

光路図は，原則として，光が左から右に進む形で作成する。

（1）薄いレンズでの光路図の作成

「薄いレンズ」では
1. レンズの厚さは無視できる
2. たとえばレンズが空気中にあると仮定すると，ふたつの焦点（第一焦点，第二
焦点）はレンズの両側に位置し，レンズの中心からの距離は等しくなる
3. 第1主点と第2主点は重なりひとつの点（主点）となり，レンズの中心に位置する
4. 第1節点と第2節点も重なりひとつの点（節点）となり，レンズの中心に位置する
（したがって主点と節点はひとつの点に重なる）

実　習

薄いレンズにおける光路図を作成せよ。

次の条件の光路図を B4 または A3 の方眼紙を用いて原寸通り正確に作成せよ。

■作成手順
1. 光軸を引く
2. レンズを描く（位置と大きさを考えて）
3. 焦点を入れる
4. 物体を描く（レンズの高さを考慮し，それより低いものとする）
5. 物体からレンズに光を入射させる

光路図では実際の光線の経路を実線，実線を延長した架空の線を点線で描く。2本の光線が交わるところに像が作られる。実線2本が交わる場合は実像，1本の実線と1本の点線，または2本の点線が交わる場合は虚像となる。

「薄いレンズ」では次の光線を用いる。
　1．レンズ中心を通る（入射する）光線は直進する
　2．光軸と平行に進む（入射する）光線は，レンズを通過後，第2焦点を通過する
　3．第1焦点を通過する光線は，レンズを通過後，光軸と平行に進む（射出する）

次の各条件の光路図を作成せよ。
　条件1：大きさ（高さ）2cmの物体が＋20.0Dの凸レンズの左側10cmの位置にあるときの結像状態。
　条件2：大きさ（高さ）2cmの物体が＋20.0Dの凸レンズの左側5cmの位置にあるときの結像状態。
　条件3：大きさ（高さ）2cmの物体が＋20.0Dの凸レンズの左側2.5cmの位置にあるときの結像状態。
　条件4：大きさ（高さ）2cmの物体が－20.0Dの凹レンズの左側10cmの位置にあるときの結像状態。

■作図例

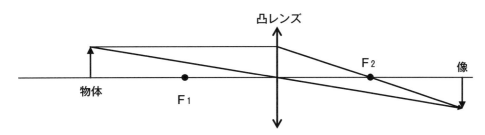

（2）厚い凸レンズにおける光路図の作成
　作成手順は「薄いレンズ」の場合と同様である。異なる点は主点として第1主点，第2主点をとること，節点として第1節点，第2節点を取ることである。
　「厚い凸レンズ」では光線は次のように進む。

1. 第1焦点を通過する光線は第1主平面で屈折する
2. 第2主平面で屈折した光線は第2焦点を通過する
3. 第1節点に向って入射した光線は，第1節点に達した後，光軸上を進み第2節点から射出する。入射光線と射出光線は平行となる

a．下図において，物体（矢印）が結像する光路図を作成せよ。物体と凸レンズの距離は焦点距離より長い。焦点などの主要点は自分で記入せよ。

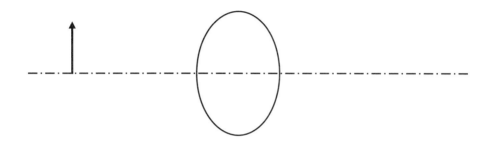

b．厚いレンズと物体が図のような位置関係にある。N_1 と N_2 はそれぞれ第1節点と第2節点である。物体の頂点から発した光線が N_1，N_2 を通り像の頂点に達する経路を記入せよ。また，物体の長さを10cmとしたとき，像の長さを求めよ。計算式も示せ。

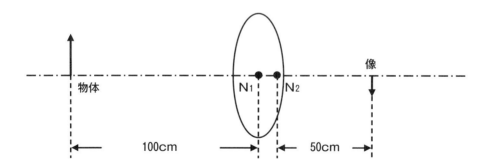

3.6 レンズの3要素

　眼鏡レンズの性能は，一般的に3つの要素，「屈折率」・「アッベ数（逆分散率）」・「比重」で表される。簡単に説明すると，同じ屈折力のレンズであれば，屈折率が高いほどレンズは薄くなり，アッベ数が大きいほど色収差の少ない良いレンズになる。また比重の小さいものほど，レンズが軽くなる。

　眼鏡レンズの理想は，薄くて軽くて色収差の少ないレンズである。しかし，屈折率を高くしてレンズ厚が薄いにもかかわらず屈折力の強いレンズを作ろうとすればアッベ数と比重の数値が低下し色収差が大きくなったり，レンズが重くなったりする。レンズの性能は，この3つの要素のバランスのよさで決まる。

次の事象あるいは用語を説明せよ。

（1）同じ屈折力を屈折率が異なる材質で作成する場合，屈折率が高い材質で作成された眼鏡　レンズの方がレンズ厚を薄くできる。

（2）アッベ数（逆分散率）

【参考】　アッベ数という用語の由来を調べよ。

3.7 レンズの収差

　レンズを通過した光線が収束する位置がずれる現象を収差という。単色光で生じる収差には球面収差，コマ収差，非点収差，像面湾曲収差，歪曲収差がある。これらを Seidel（ザイデル）の5収差という。それに対し，種々の波長が含まれている白色光で波長により集光する位置が異なる現象を色収差といい，軸上色収差と倍率色収差がある。

（1）ザイデルの5収差を図で示し，どのような収差かを説明せよ。
　　a．球面収差

28 ● 第3章 レンズ

   b．コマ収差

   c．非点収差

   d．像面湾曲収差

   e．歪曲収差

（2）色収差（軸上色収差）について図に示し，説明せよ。

3.8 バージェンスとバージェンスの基本式

（1）光のバージェンス

概念を図3.1に示した。

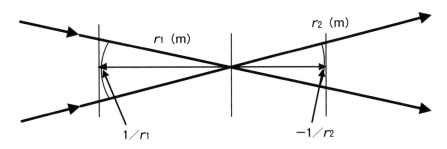

図3.1　光のバージェンスの模式図

例題 3.7
収束する光線で r が 2 m であるときのバージェンスを求めよ。

例題 3.8
開散する光線で r が 4 m であるときのバージェンスを求めよ。

（2）バージェンスの基本式

図3.2に凸レンズによる結像状態とバージェンス（vergence）の基本式の各部を示した。

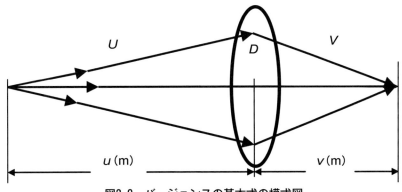

図3.2　バージェンスの基本式の模式図

バージェンスの基本式は

$$U + D = V$$

で示される。　ただし　$U = 1/u$, $V = 1/v$ である。また，u および v の単位はmである。

開散光線は−（マイナス），収束光線は＋（プラス），平行光線は0のバージェンスを持つ。レンズは入射する光線にそのレンズの持つ屈折力（D）を加える。

以下の例題をバージェンスの基本式を用いて解け。

例題 3.9
　＋20.0Dの凸レンズの左側10cmの位置に物体がある。バージェンスの基本式を用いて像の位置を求めよ。

例題 3.10
　＋20.0Dの凸レンズの左側5cmの位置に物体がある。バージェンスの基本式を用いて像の位置を求めよ。

3.9　結像公式

次の式を結像公式という。図3.3に示すように，aは物体とレンズの距離，bはレンズと像の距離，fは焦点距離である。凸レンズの焦点距離を＋，凹レンズの焦点距離は−，bが−のときは虚像であると定めれば，すべての場合にこの結像公式を適用できる。また，バージェンスの基本式と異なり単位は揃っていればmでなくてもよい。

$$\frac{1}{a}+\frac{1}{b}=\frac{1}{f}$$

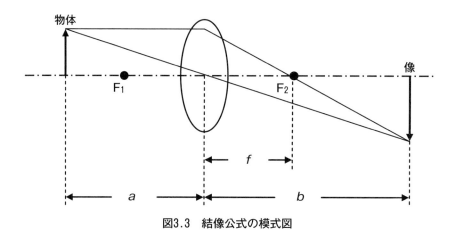

図3.3　結像公式の模式図

以下の例題を，結像公式を用いて解け。

例題 3.11

　+20.0D の凸レンズの左側10cm の位置に物体がある。結像公式を用いて像の位置を求めよ。

例題 3.12

　+20.0D の凸レンズの左側5cm の位置に物体がある。結像公式を用いて像の位置を求めよ。

32 ● 第3章 レンズ

練習問題

3.1 次のレンズの焦点距離を cm で求めよ。割り切れないときは cm で表したときの小数点
第1位を四捨五入せよ。符号をつける必要はない。
（1）＋5.0D の凸レンズ

（2）−4.0D の凹レンズ

（3）−2.0D の凹レンズ

（4）＋0.5D の凸レンズ

（5）＋4.0D の凸の円柱レンズの，軸と 90°方向での焦線までの距離

3.2 球面レンズの種類と焦点距離が cm で示されている。屈折度を求めよ。屈折度には符号
を付けよ。割り切れないときは屈折度の小数点第1位を四捨五入せよ。
（1）10cm の凸レンズ

（2）25cm の凸レンズ

（3）12.5 cm の凹レンズ

3.3 図のようにレンズの左側で焦点距離の位置に物体がある。Fは焦点を示す。正しいのはどれか。

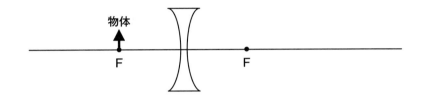

1．レンズの右側，焦点距離の位置に倒像ができる。
2．レンズの左側，焦点距離の2倍の位置に正立の虚像ができる。
3．レンズの左側，焦点距離の1.5倍の位置に正立の虚像ができる。
4．レンズの左側，焦点距離の0.5倍の位置に正立の虚像ができる。
5．結像しない。

発展問題

3.4 ＋4.0D の凸の円柱レンズの軸と30°方向での屈折度を求めよ。

3.5 ＋4.0D の凸の円柱レンズの軸と60°方向での屈折度を求めよ。

34 ● 第3章 レンズ

3.6 ＋20.0D のレンズの光軸上で，レンズの左側15cm の位置にある物体が，光軸上でレンズの左側20cm の位置に移動した。次の問いに答えよ。

（１） 物体が最初に位置にあるとき像はどの位置にできるか。

（式）

答え（ 　　　　　　　　　　　　　　　　　　　　　　　 ）

（２） 物体が後の位置にあるとき像はどの位置にできるか。

（式）

答え（ 　　　　　　　　　　　　　　　　　　　　　　　 ）

（３） 像の位置はどのように移動したか。

（式）

答え（ 　　　　　　　　　　　　　　　　　　　　　　　 ）

第4章 球面鏡

球面鏡の基本と屈折力の計算までを理解する。また光路図の作成を通して凸面鏡は凹レンズの，凹面鏡は凸レンズの働きを持つことを理解する。

4.1 球面鏡

（1）球面鏡の種類
　　凸面鏡：球面鏡の表面が凸面になっているもの
　　凹面鏡：球面鏡の表面が凹面になっているもの

（2）各部の名称（図4.1）
　　頂点　または　極：反射面の中心
　　曲率中心：球面鏡の球心
　　曲率半径：球面鏡の半径
　　光軸　または　鏡軸：曲率中心と極を通る直線
　　鏡径　または　鏡口：球面鏡の直径

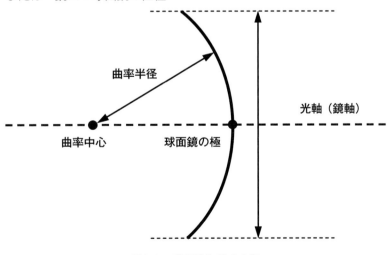

図4.1　球面鏡各部の名称

（3）焦点と曲率半径
　　焦点距離 f は曲率半径の1/2であり，焦点は曲率中心と極の中間に位置する。一般に焦点距離を，凸面鏡で負，凹面鏡で正と表記されるが一様ではない。本項では凸面鏡，凹面鏡と表示

し，焦点距離の符号での区別は行わない。凸面鏡の焦点は虚焦点とも呼ばれる。

（4）凹面鏡の光路図と結像

　　　ａ．光軸に平行な光は，反射した後，焦点を通る。
　　　ｂ．焦点を通る光は，反射した後，光軸に平行な光となる。
　　　ｃ．曲率中心を通る光は，反射した後，同じ経路を戻る。

　焦点より外側に物体を置いたとき，物体と同じ側に倒立した実像ができるのに対し，焦点の内側に物体を置いたときは，鏡の中に拡大された正立の虚像ができる。（図4.2，図4.3）

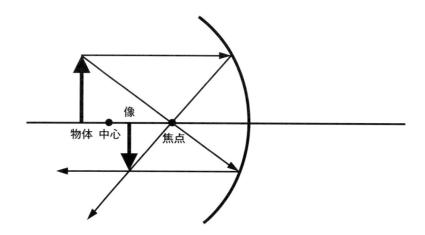

図4.2　凹球面鏡の光路1

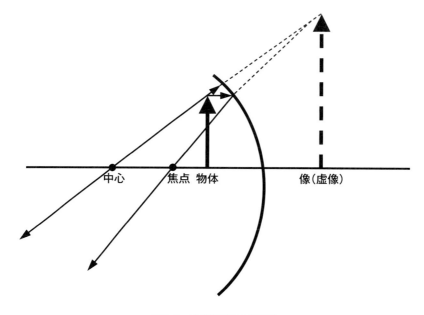

図4.3　凹球面鏡の光路2

（5）凸面鏡の光路図と結像
　　a．光軸に平行な光は，反射した後，焦点から出たような方向に反射する。
　　b．焦点に向かう光は，反射した後，光軸に平行な光となる。
　　c．曲率中心に向かう光は，反射した後，同じ経路を戻る。

鏡の内側に縮小された正立の虚像ができる。（図4.4）

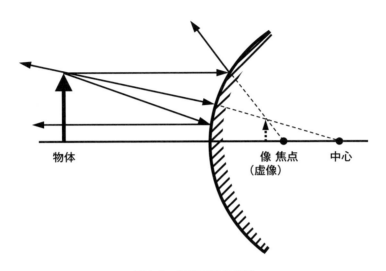

図4.4　凸球面鏡の光路

例題 4.1
10.0Dの凹面鏡の曲率半径を求めよ。

例題 4.2
曲率半径が0.1mの凸面鏡の屈折力（D）を求めよ。

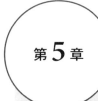

第5章 視　力

この章では視力の基本を理解する。視力と視角の関係をもとに，小数視力，対数視力，logMARの差異を学習し，logMAR表の理論を習得する。実際に計算を行い，方眼紙，片対数グラフ用紙にプロットして視角と視力値の関係を知ることが大切である。

5.1　視角と視力

（1）眼科における視力の定義を述べよ。

（2）視角　visual angle

図5.1を参照して，視角を説明せよ。また，視力を表すときの視角の単位を示せ。視角の説明にはどちらの図も使われる。

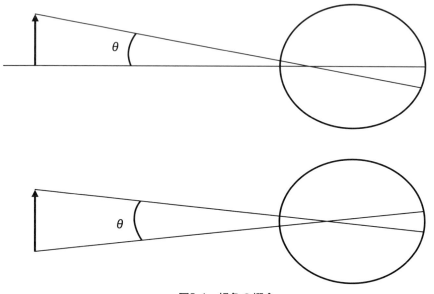

図5.1　視角の概念

同じ大きさのものでも距離が変わると視角は変わる。（図5.2）

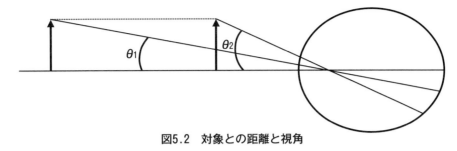

図5.2　対象との距離と視角

（3）視力（小数視力）

　眼科学において視力といえば小数視力を意味する。他の視力は単に「視力」のみでは表現しない。しかし，他の視力との混同をされるため，本書では小数視力という用語も適宜用いる。

　視力は2点が2点として見分けられる最小視角，すなわち最小分離閾の逆数で表す。視角の単位は「分」である。視角1分が識別できる視力が1.0である。視力値は次の式で求められる。

$$視力（V）=\frac{1}{\theta} \quad \theta：単位[分]$$

例題 5.1

表中の視角に対応する視力値を計算せよ。

視角（分）	視力値
1	
2	
4	
5	
10	

　小数視力値は視角の逆数である。この関係から視力値が決まると視角（最小視角）が決まる。式の変形過程を示す。

$$=\frac{1}{\theta}$$

$$V\theta=1$$

$$\therefore \theta=\frac{1}{V}$$

40 ● 第5章 視 力

例題 5.2

表中の各小数視力値の視角を計算せよ。

視力値	視角	視力値	視角	視力値	視角	視力値	視角
2.0		0.9		0.5		0.15	
1.5		0.8		0.4		0.1	
1.2		0.7		0.3		0.05	
1.0		0.6		0.2		0.01	

実 習

方眼紙に視角と視力の関係を図示せよ。横軸に視角，縦軸に視力をとり，両者の関係を示せ。

例題 5.3

小数視力値で0.1と0.9の平均値を算術平均で求めよ。さらに例題5.2の表から視角を求め，その平均値から小数視力値を求めよ。両者を比較せよ。

例題から明らかなように小数視力値はそのまま算術平均を行うことはできない。視力の平均値を求めるためには，視力値を対数に変換し，対数の算術平均を求め，その平均値を真数に逆変換することで求める。小数視力値の幾何平均を求めることはこの操作と数学的に同一である。

あるいは小数視力値を logMAR に変換し，その算術平均を求める。いずれも序数尺度である視力値を間隔尺度に近似させるための操作である。これらについては対数視力の項で再度取りあげる。

（4）ランドルト環の形状と視角

図5.3にランドルト環の形状を示した。視力値は環の切れ目の視角から計算される。5m用視力表の視標のうち，1.0と0.1の視標の切れ目の幅（長さ）は記憶しておくと良い。

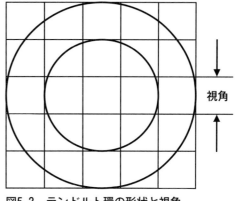

図5.3 ランドルト環の形状と視角

例題 5.4

5m用の視力表で用いられる0.1のランドルト環の全体の高さと切れ目の幅について，視角と実際の長さ（mm）を求めよ。

5.2 視力の尺度

以下の用語について説明せよ。

（1）最小分離閾　minimum separable：

（2）最小視認閾　minimum visible：

（3）最小可読閾　minimum legible：

（4）副尺視力（最小識別閾）　vernier acuity：

副尺視力が利用されている眼科検査を挙げよ。

42 ● 第5章 視 力

5.3 視力の種類

次の語句を説明せよ。

（1）裸眼視力と矯正視力：

（2）遠見視力と近見視力：

（3）字づまり視力（並列視力）と字ひとつ視力（単一視力）：

（4）中心視力と中心外視力：

（5）両眼視力と片眼視力および両眼開放視力：

（6）OKN 視力：

（7）縞視力

（8）対数視力と log*MAR*

（9）コントラスト視力とコントラスト感度

（10）分数視力
　定義を述べるとともに，視力値の例を示し，その読み取り方を説明せよ。

（11）VEP 検査による視力検査法について説明せよ。

関連事項

　偏心視力について説明せよ。

　偏心視と偏心固視について，その違いを明確にして説明せよ。

5.4　視力値の表記法
（1）視力に関する略号の意味を説明せよ。

　　　AV

　　　CV

Vd

Vs

OD

OS

n.d.

c.f.

F.Z.

m.m.

h.m.

H.B.

s.l.

l.s.

L.S.

n.c.

BV

RV

LV

RNV （NRV）

LNV （NLV）

（注） RV から LNV までは臨床で多く使われるが，日眼の眼科用語集などには略語として掲
載されていない。

（2）矯正レンズの記述に関する略号の意味を説明せよ。

S

C

A

D

×

○

5.5　0.1未満の視力値とその測定法

（1）数値で表すことができる視力値については測定法を示した後，検査距離と視力値を記載
せよ。

（2）数値以外で示す視力についてはその用語と定義および測定法を述べよ。

46 ● 第5章 視　力

例題 5.5

　右眼の裸眼視力は0.3，矯正視力は1.0，用いた矯正レンズは球面が−1.5D，円柱レンズが
＋1.0D，軸は90°であった。左眼の裸眼視力は0.5，矯正視力は1.2，用いた矯正レンズは球面
が−1.0D，円柱レンズが＋0.75D，軸は90°であった。視力の記載法に従って表記せよ。球面
レンズを示すSも省略しないこと。

5.6　対数視力

　小数視力値を常用対数で変換した値が対数視力値である。

（1）小数視力値から対数視力値への変換

実　習

　対数視力を求め，下の表に記入せよ。小数視力値をそのまま対数に変換した値と，小数視力
値を10倍した値を対数に変換した値の両方を求めよ。

小数視力値	対数視力値	小数視力値の10倍の値の対数視力値
0.1		
0.2		
0.3		
0.4		
0.5		
0.6		
0.7		
0.8		
0.9		
1.0		
1.2		

（注1）　5の対数値が1.609となった場合は自然対数で計算している。

（注2）　「小数視力値を10倍した値」を対数に変換した値を単一視力表の裏の数値と比較し，
赤で表記された数値と一致することを確認せよ。単一視力表の裏に赤で表記されているのは対
数視力である。ただし0.1の値が一致しないはずである。その理由を考えてみよ。

　対数に変換することにより各視力値の間隔が等しくなるとみなされている。順序尺度である

小数視力値を間隔尺度になるように変換されたのが対数視力ということである。そのため対数視力では算術平均が計算できるようになる。

　小数視力値を10倍したのは，小数視力値と対数視力値が比較的似た値になるためかと思われる。この場合，平均値を出すときに注意が必要である。一方，小数視力値をそのまま常用対数に変換することで計算している場合も多い。この場合はそのまま平均値を求めることができる。こうした計算はエクセルなどの表計算ソフトで容易にできる。

実　習

　片対数グラフ用紙の横軸に視角，対数軸である縦軸に小数視力をプロットせよ。作成した図を貼ること。

48 ● 第5章 視 力

5.7 logMAR

（1）logMAR の意味と小数視力，視角からの換算

logMAR の MAR は最小分離閾，最小視角（minimum angle of resolution）の意味であり，logMAR は最小視角の対数という意味である。

対数視力は小数視力を常用対数（以下，対数と表記する）に変換したものであるのに対し，logMAR は視角の対数を取ったものである。一方，小数視力は最小分離閾の逆数である。このことから logMAR と小数視力の換算式は次のようになる。ただし，VA は小数視力を示す。

$$\log MAR = \log\left(\frac{1}{VA}\right)$$

実 習

小数視力から視角を計算し，次頁の表に記入せよ。また，小数視力値あるいは視角から対数視力，logMAR の値を計算し記入せよ。

小数視力	視角	対数視力値	logMAR
0.1			
0.2			
0.3			
0.4			
0.5			
0.6			
0.7			
0.8			
0.9			
1.0			
2.0			

このように logMAR は視角や小数視力から計算できる。また，その逆の計算も可能である。表で示されるように，小数視力を基準にしている限り対数視力も logMAR も間隔尺度に近似するものの厳密には間隔尺度になっていない。

（2）logMAR 表による logMAR の値

logMAR 表は従来の視力表とは異なる基準で新たに作成された表である。

logMAR 表では視標の大きさ（視角）が等比数列になるように作られている。基準点として小数視力の0.1と1.0をとり，その間を10の10乗根（1.2589）の等比になるように作られている。（簡単には5：4の比になる）視角が等比数列であるため，その対数は等差数列になる。そのため，この視力表ではどの段の間でも差が等しくなっている。logMAR 表で得られた logMAR の値は算術平均による平均値などの計算ができるといわれるのはこのためである。

実　習

logMAR 表の視標の視角と，それに対応する logMAR，小数視力を求め記入せよ。

視角	logMAR	小数視力
1.00 分		
10.00 分		

このように作られた logMAR 表の一番の特徴は視角の比が一定になっているため，logMAR の値はどの一段の変化でも同じということである。たとえば，治療により視力が2段向上した，というとき，従来の小数視力の視力表ではどの段から2段向上したかによって効果が異なり，「2段」というだけでは比較できなかった。logMAR 表を用いることで等間隔になっている「共通のものさし」（視力表）が得られたことになる。

logMAR 表は視標の視角が等比で作られているだけではない。視標や行の間隔も等比にな

っている。そのため逆三角形の特徴的な形になる。

また，「標準試視力表」とは異なり，視標ひとつひとつが値を持っている。log*MAR*表では一段で0.1logの幅がある。一段に5個の視標があるため，ひとつの視標は0.02logの値を持つことになる。ある段で識別できた視標とできなかった視標がある場合，識別できた視標の分を視力値に加えることになる。

実 習

片対数グラフ用紙にlog*MAR*の値をプロットせよ。図を貼ること。

練習問題

5.1 次の視力の視角を求めよ。
　　（1）　0.05

　　（2）　2.0

　　（3）　0.08

5.2 次の視角の小数視力を求めよ。
　　（1）　1.25分

　　（2）　5.00分

　　（3）　20.00分

5.3 次のランドルト環（5m用）のサイズをmm単位で求めよ。
　　（1）　2.0の外径

　　（2）　1.0の切れ目

　　（3）　0.5の内径

　　（4）　0.1の線の幅

52 ● 第5章 視　力

5.4 視力0.5に相当する縞視力は何 c/d か。

5.5 視角 1 分がかろうじて識別できる logMAR を求めよ。

発 展 問 題

5.6 治療前は小数視力で矯正視力0.4であった。無治療で経過を見ていたところ logMARで 3 段階視力が低下した。小数視力値を求めよ。

第6章 屈折と調節

> この章では屈折と調節の基本を理解する。屈折の種類と定義を遠点から分類し，その矯正を矯正レンズの焦点との関係から理解する。また，調節麻痺についてはその手法，調節麻痺剤の種類と作用について習得する。

6.1 調節

（1）調節作用をその変化がわかるように図示し，機序と機能，その目的を説明せよ。

（2）Purkinje-Sanson 像

　角膜や水晶体の屈折面で生じる光源の反射像で，Purkinje—Sanson 像または Purkinje 像という。

　次の各像について，調節弛緩時と調節時の比較をしながら，その形状の特徴を述べよ。また，調節弛緩時と調節時において各像の大きさの違いがわかるように図示せよ。

　　a．第Ⅰ像
　　b．第Ⅱ像
　　c．第Ⅲ像
　　d．第Ⅳ像

54 ● 第6章 屈折と調節

6.2 眼の屈折と屈折異常

（1）眼屈折

次の各部の屈折力を示せ。

　　a．角膜

　　b．水晶体

　　c．眼球全体

次の語句を説明せよ。

　　a．静的屈折

　　b．動的屈折

（2）屈折と屈折異常

　以下のaからdの屈折状態について，平行光線が角膜に入射した場合の光路を図示するとともにその状態を説明せよ。また，遠見時および近見時について，調節の状態ごとに，見え方の特徴を述べよ。追加の用語がある場合はそれを説明せよ。

　　a．正視

　　b．遠視

追加用語

　①全遠視

　②顕性遠視

　③潜在遠視

　ｃ．近視

追加用語

　①軸性近視

　②屈折性近視

　ｄ．乱視（近視性乱視，遠視性乱視，雑性乱視についてそれぞれ説明せよ）

56 ● 第6章　屈折と調節

（3）調節の異常
　　aおよびbについて説明せよ。
　　a．偽近視（仮性近視）（図も描け）

　　　軽度遠視が仮性近視に見做される状況を説明し，その鑑別を行う方法について述べよ。

　　b．老視（老眼）

（4）乱視
　　角膜や水晶体が均一な球面でないため一点で焦点が合わず像が歪んでいる状態が乱視である。この乱視について，さらに詳細な分類をする。
　　a．正乱視と不正乱視について説明せよ。
　　正乱視

　　不正乱視（補正の方法についても述べよ）

6.2 眼の屈折と屈折異常 ● 57

ｂ．単性乱視，複性乱視，混合乱視の区別について説明せよ。

単性乱視（各種の単性乱視の分類も示せ）

複性乱視（各種の複性乱視の分類も示せ）

混合乱視

ｃ．直乱視，倒乱視，斜乱視

次の各語句について説明せよ。

直乱視

倒乱視

斜乱視

（5）共役点と屈折および屈折異常
　a．共役点（キョウヤクテン）
　ガウス結像（近軸光線による収差のない結像）においては，1物点から出て光学系を通過した光線はすべて1像点に集まる。このような関係にある1組の物点・像点を互いに共役点であるという。光線逆進の原理によって物点・像点の役割を交換して考えることができる。図6.1に例示する。

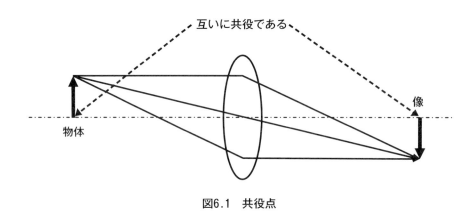

図6.1　共役点

　b．遠点と近点
　網膜に像を結ぶ物体の位置と網膜像（中心窩）の関係を網膜共役点という。調節をしないときの網膜共役点を遠点，最大限に調節した時の網膜共役点を近点という。言い換えると，調節をしないとき，網膜に像を結ぶ物体の点が遠点で，最大限に調節した時のその点が近点である。
　c．遠点の位置による屈折の分類
　正視，遠視，近視について遠点の位置の観点から比較し，図示の上，説明せよ。
　①正視

②遠視

③近視

（6）屈折検査とその種類
　自覚的屈折検査法と他覚的屈折検査法についてその違いを説明するとともに，それぞれの代表的な検査法を挙げよ。

　ａ．自覚的屈折検査法

　ｂ．他覚的屈折検査法

60 ● 第6章　屈折と調節

（7）屈折検査と調節
　屈折検査にあたり調節を除くことは極めて重要である。調節を除く代表的な方法を挙げよ。
また主要な調節麻痺剤を3種類挙げ，その学名と商品名および作用機序についてまとめよ。

　　a．調節を除く方法

　　b．調節麻痺剤
　　　①

　　　②

　　　③

（8）屈折異常の強さについて分類とその基準を示せ。

（9）等価球面度数について説明せよ。また等価球面置換法についても説明せよ。

　a．等価球面度数

　b．等価球面置換法

（10）屈折異常の矯正

　a．屈折異常を矯正することはどのような屈折状態を作ることかを説明せよ。その際に使用するレンズの種類を挙げよ。

　b．遠点と矯正レンズの焦点の関係から屈折矯正を定義せよ。

（11）矯正眼鏡の働き

　a．矯正眼鏡の機能を述べよ。

　b．矯正眼鏡の装用目的を2つ挙げよ。

62 ● 第6章 屈折と調節

c．屈折矯正を目的とした矯正眼鏡について，近視の場合と遠視の場合について装用上の留意点を述べよ。

d．治療を目的とした矯正眼鏡の装用上の留意点を述べよ。

(12)「みかけの調節」を説明せよ。眼鏡矯正およびコンタクトレンズ矯正を比較して，「みかけの調節」の違いを近視と遠視の場合に分けて説明せよ。

練習問題

6.1 ＋2.0D で矯正される眼の遠点を求めよ。計算式も示せ。ただし頂点間距離は無視する。

6.2 −4.0D で矯正される眼の遠点を求めよ。計算式も示せ。ただし頂点間距離は無視する。

6.3 −10.0D の近視眼の遠点を求めよ。計算式も示せ。

6.4 ＋2.0D の遠視眼で調節力が６D であるとき，近点を求めよ。計算式も示せ。

64 ● 第6章 屈折と調節

6.5 −4.0D の近視眼で調節力が6D であるとき，近点を求めよ。計算式も示せ。

6.6 3D の調節力により近点が眼前1m になった。この眼の屈折を示せ。計算式も示せ。

6.7 −5.0D の近視眼で近点は眼前10cm であった。−2.0D の眼鏡を装用したとき明視できる範囲を求めよ。

第7章 パワークロス

眼屈折を理解し，屈折異常を矯正するためにもパワークロスの理解は不可欠である。また，屈折値の表現をパワークロスと式で相互に変換できることも重要である。

7.1 パワークロス：強主経線と弱主経線による屈折度の表示

（1）パワークロス

　パワークロスは眼の屈折度数を矯正に必要な眼鏡レンズの屈折力で表したもので，強主径線（もっとも屈折力が強い度数の経線）の度数と，弱主径線（もっとも屈折力が弱い度数の経線）の度数を直交する十字あるいはそれを簡略にした2本の直交する線分で表示する方法である。

　眼の屈折値は屈折力の絶対値ではなく，屈折力における正視との差を示したものである。正視を基準とし，正視に等しくするためにどれだけ屈折力を加えればよいかを示したものである。正視より屈折力の強い近視は－で，正視に比べ屈折力が弱い遠視は＋で表示される。

　この表示法はスキア図と表現されることもある。また名称なしで用いられることも多い。たとえば国家試験には屈折度数の表現として必ず出題されるが名称は書かれていない。

　図7.1は主径線が水平および垂直の場合の例である。一般には右側の図を用いることが多い。主径線が傾いている場合はその傾き（角度）に従ってパワークロスの図も傾け，その角度も表示する。

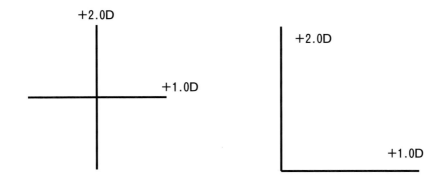

図7.1　パワークロス図の例

（2）屈折度数と矯正レンズの度数

　前述のように，眼の屈折度数は正視眼との屈折力の差であり，その差を補う（相殺する）矯正レンズの屈折度数である。パワークロスはその眼の屈折度数を表示するとともに，必要な矯正レンズの屈折度数を示している。

　屈折度数は眼鏡レンズ（検眼レンズ）を用いて矯正するのに必要なレンズ度数で表される。言い換えれば頂点間距離12mmの位置で必要なレンズ度数である。一方，コンタクトレンズの度数は頂点間距離が0mmの場合に必要な度数で，頂点間距離による補正が必要である。

（3）円柱レンズの軸方向の表示法

　図7.2に示す方向で角度を表す。被験者あるいは受診者と相対したとき，検査者から見た検査者の右横側が0°となる。検眼枠に刻まれている角度の目盛りである。円柱レンズの軸方向をこの目盛りで合わせる。プリズムの場合も同じであるが，円柱レンズが0°から180°の範囲で示されるのに対し，プリズムでは0°から360°で表示される。

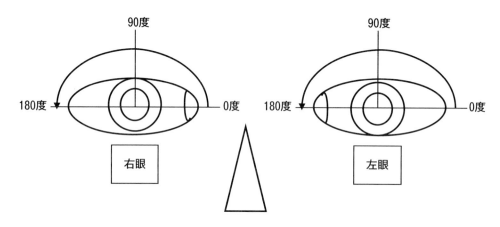

図7.2　円柱レンズの軸の角度の表示法

　球面レンズはどの経線の屈折力も同じレンズである。そのため球面レンズには強主径線，弱主径線はない。パワークロスでは両方の経線に同じ値を記載する。

　強主経線と弱主経線の屈折度数の差が乱視度である。この差は円柱レンズで矯正する。円柱レンズの軸は表示法による異なるが，強主径線か弱主径線のいずれかになる。

　図7.3は検眼レンズの中の凸円柱レンズの模式図である。検眼レンズに刻まれている線など

のマークが円柱レンズの軸方向を示している。軸方向には屈折力がなく，軸と直角方向で最大の屈折力，すなわち表示の屈折力を持つ。中間部分は連続的に屈折力が変化する。

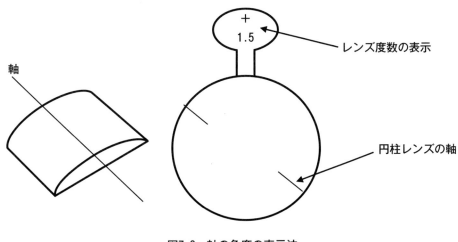

図7.3 軸の角度の表示法

（4）パワークロスによる正視，近視および遠視の表示　（本項では図番号を省略する）

正視は屈折異常がない状態である。近視および遠視は経線による度数の違いがなく，球面レンズで矯正できる屈折異常である。パワークロスでの表示例を示す。

ちなみに正視は±0.0の値が入る。

a．正視

このパワークロスはすべての経線の屈折度数が0Dであることを示している。正視を示している。矯正レンズは不要である。なお，これ以降，球面レンズを示すSは省略する。

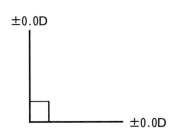

b．近視の例

　近視は2本の経線がマイナスの同じ値のパワークロスで示される。例を示す。

　このパワークロスはすべての経線の屈折度数が－1.5Dであることを示している。これは屈折力が1.5Dだけ正視より強く，1.5Dだけ弱くすると正視と同じ屈折力になることを示している。乱視はなく，球面レンズのみで矯正できる。使用する矯正レンズは－1.5Dである。

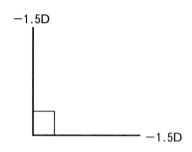

c．遠視の例

　遠視は2本の経線がプラスの同じ値のパワークロスで示される。例を示す。

　このパワークロスはすべての経線の屈折度数が＋2.0Dであるということを示している。これは屈折力が2.0Dだけ正視より弱く，2.0Dだけ強くすると正視と同じ屈折力になることを示している。乱視はなく，球面レンズのみで矯正できる。使用する矯正レンズは＋2.0Dである。

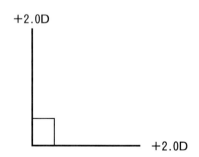

（5）パワークロスによる乱視の表示　（本項では図番号を省略する）

　強主経線と弱主経線の値が異なる表示は乱視が存在していることを示している。

　乱視は球面レンズに円柱レンズが加わった状態と考える。単乱視は±0.0Dの球面レンズに凸円柱あるいは凹円柱の度数が加わったと考える。実際には円柱レンズのみで矯正する。

　各乱視についてパワークロスでの表示例を示す。また，球面レンズと円柱レンズへの分解，2枚の円柱レンズへの分解方法を示す。

球面レンズと円柱レンズへの分解は次の手順で行う。
1) 強主経線または弱主経線の屈折度数のいずれかを球面度数とする。
2) 球面度数を表すパワークロスには，球面度数を両方の経線に入れる。
3) 円柱度数を表すパワークロスには，主経線のうち球面度数と同じ値の方には±0.0の値を記入し，もう一方の主経線にはその主経線の度数と球面度数の差の度数を記入する。
4) 円柱レンズの軸は±0.0Dとした方向（角度）となる。

a．近視性単乱視の例
この例は正視眼に－2.0Dの近視性乱視が加わったと考える。

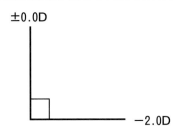

このパワークロスを球面レンズと円柱レンズに分解すると次のようになる。この例では球面レンズは度数が入っていないため実際の矯正は円柱レンズのみとなる。

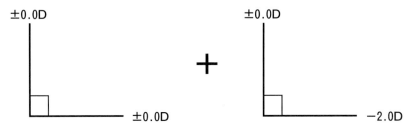

使用される矯正レンズの式は　C－2.0D A90°である。
もうひとつの分解法は，－2.0Dを球面とする方法である。－2.0Dの近視に＋2.0Dの遠視性単乱視が加わったと考える。

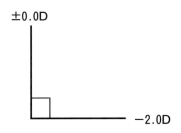

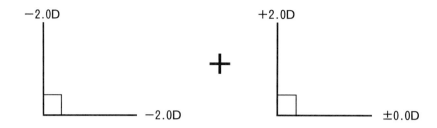

矯正レンズの式は　−2.0D ◯ C+2.0D A180°　となる。

b．近視性乱視の例

この例は，−2.0D の近視に−2.0D の近視性単乱視が加わったものである。

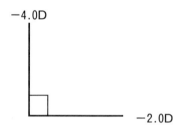

このパワークロスを球面レンズと円柱レンズに分解すると次のようになる。

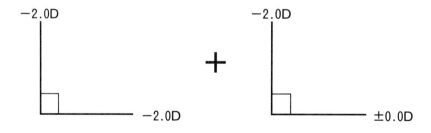

矯正レンズの式は　−2.0D ◯ C−2.0D A180°　となる。

もうひとつの考え方を示す。
－4.0Dの近視に＋2.0Dの遠視性単乱視が加わったとする。

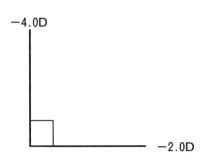

このパワークロスを球面レンズと円柱レンズに分解すると次のようになる。

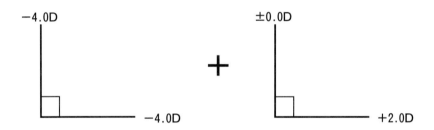

矯正レンズの式は－4.0D ○ C＋2.0D A90°　となる。

2枚の円柱レンズに分解する方法もある。
－4.0Dの近視性単乱視と－2.0Dの近視性単乱視を組み合わせるものである。

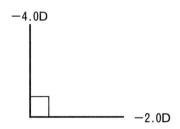

このパワークロスを2枚の円柱レンズに分解すると次のようになる。

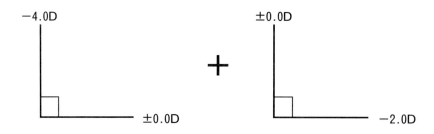

矯正レンズの式は C－4.0D A180°◯ C－2.0D A90°　となる。

c．遠視性単乱視の例
この例は正視眼に＋3.0D の遠視性乱視が加わったと考える。

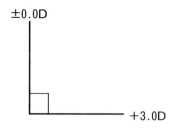

このパワークロスを球面レンズと円柱レンズに分解すると次のようになる。この例では球面レンズは度数が入っていないため実際の矯正は円柱レンズのみとなる。

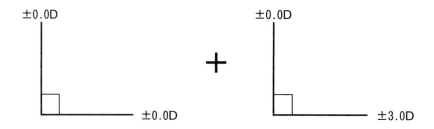

矯正レンズの式は　C＋3.0D A90°である。

＋3.0Dの遠視に－3.0Dの近視性単乱視が加わったものと考えることもできる。

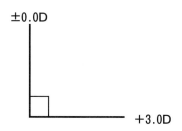

このパワークロスを球面レンズと円柱レンズに分解すると次のようになる。

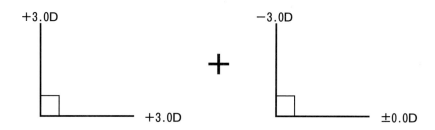

矯正レンズの式は ＋3.0D ◯ C－3.0D A180° となる。

d．遠視性乱視の例

この例は＋2.0Dの遠視に＋1.5Dの遠視性単乱視が加わったものである。

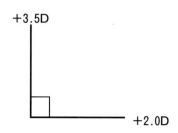

このパワークロスを球面レンズと円柱レンズに分解すると次のようになる。

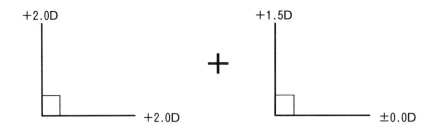

矯正レンズの式は ＋2.0D ◯C＋1.5D A180°　となる。

もうひとつの考え方を示す。
＋3.5D の遠視に－1.5D の近視性単乱視が加わったとする。

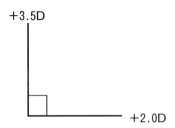

このパワークロスを球面レンズと円柱レンズに分解すると次のようになる。

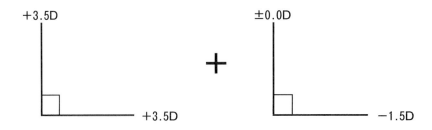

矯正レンズの式は＋3.5D ◯C－1.5D A 90°　となる。

2枚の円柱レンズに分解する方法もある。
＋3.5Dの遠視性単乱視と＋2.0Dの遠視性単乱視を組み合わせるものである。

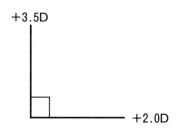

このパワークロスを2枚の円柱レンズに分解すると次のようになる。

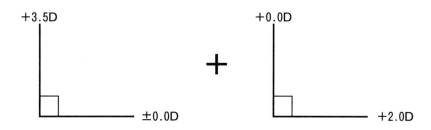

矯正レンズの式は C＋3.5D A180°⊃ C＋2.0D A90°　となる。

e．雑性乱視（混合乱視）
＋2.5Dの遠視に－3.5Dの近視性乱視が加わったものである。

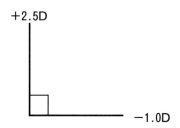

このパワークロスを球面レンズと円柱レンズに分解すると次のようになる。

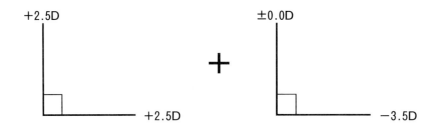

矯正レンズの式は　＋2.5D ◯ C－3.5D A90°　となる。

別の考え方を示す。
－1.0Dの近視に＋3.5Dの遠視性単乱視が加わったとするものである。

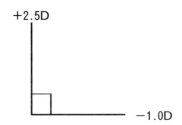

このパワークロスを球面レンズと円柱レンズに分解すると次のようになる。

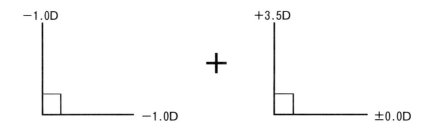

矯正レンズの式は－1.0D ◯ C＋3.5D A180°　となる。

2枚の円柱レンズに分解することもできる。
−1.0Dの近視性単乱視に＋2.5Dの遠視性単乱視が加わったとするものである。

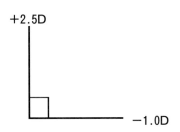

このパワークロスを円柱レンズ2枚に分解すると次のようになる。

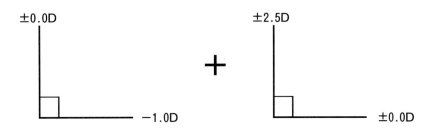

矯正レンズは，C−1.0D A90°◯ C＋2.5D A180°　となる。

(6) 等価球面度数とパワークロス

　最小錯乱円の位置を網膜面に一致させる度数を等価球面度数といい，球面度数に乱視度数の半分を加えたものとなる。この値はパワークロスの強主径線と弱主径線の屈折値の平均となる。

等価球面度数を求める方法を示す。

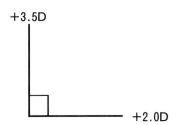

球面度数と円柱度数に分解したする。

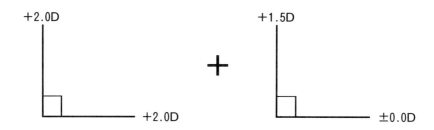

式で表すと　＋2.0D ◯C＋1.5D A180°　となる。

等価球面度数は

$$(+2.0)+(+1.5\div 2)=(+2.75)$$

より，＋2.75D となる。

別の計算方法を示す。
パワークロスの2つの経線の度数の平均は

$$(+3.5)+(+2.0)=(+5.5)\quad (+5.5)\div 2=(+2.75)$$

より，＋2.75D となる。

等価球面度数の計算では符号を正確に処理することが必要である。

例題 7.1

次の屈折値を球面度数と円柱度数に分解せよ。円柱レンズを凸にした場合と凹にした場合，および円柱レンズ 2 枚に分解した図を記載し，それぞれの矯正レンズの式も記載せよ。

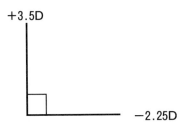

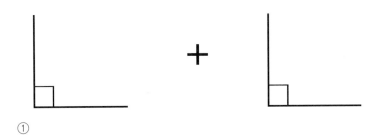

①

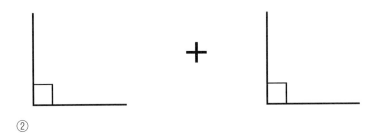

②

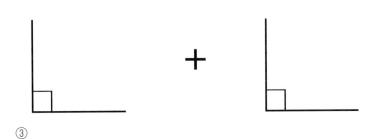

③

例題 7.2

主径線が次の角度になっている。屈折値を球面度数と円柱度数に分解せよ。円柱レンズを凸にした場合と凹にした場合，および円柱レンズ2枚に分解した図を記載し，それぞれの矯正レンズの式も記載せよ。

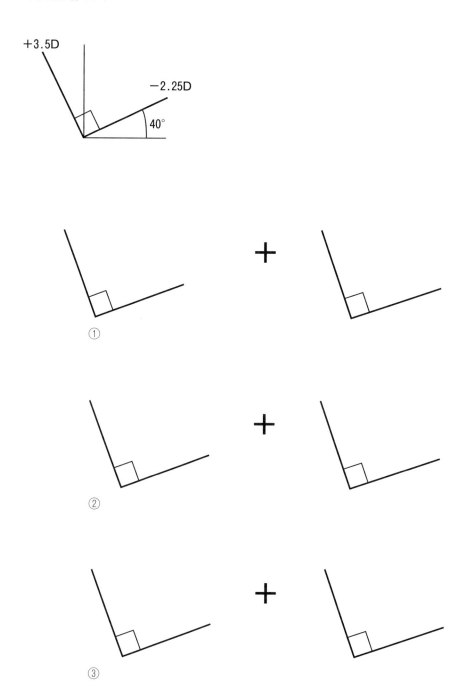

例題 7.3

　　右眼　－1.75D ◯ C－0.50D A180°
　　左眼　－1.50D ◯ C－0.25D A180°

　この表記をパワークロスに置き換えよ。凹の円柱レンズで記載した後，凸の円柱レンズでも表記せよ。

右眼

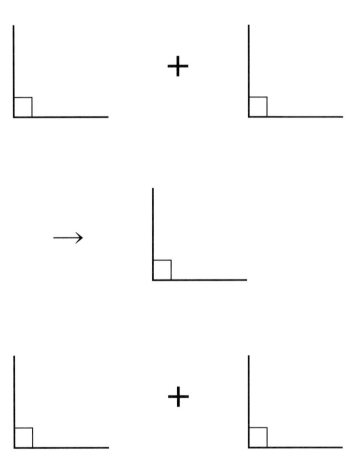

82 ● 第7章 パワークロス

左眼

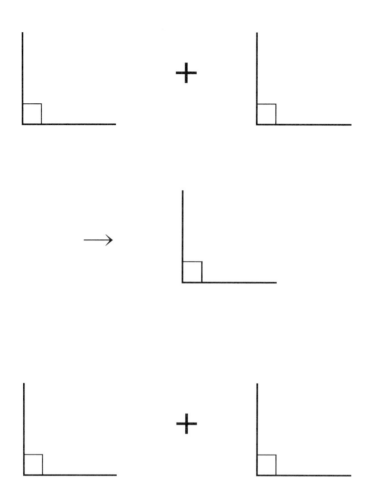

7.2 眼屈折と結像の状態

（1） 強主径線，弱主径線，前焦線，後焦線，最小錯乱円の関係と結像

図7.3は乱視の結像の説明にも用いられる。

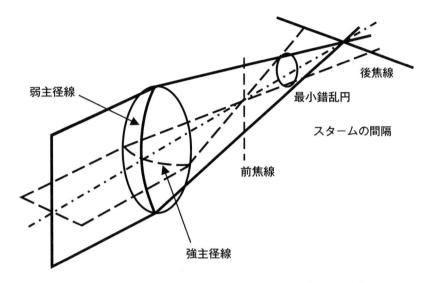

図7.3 スタームのコノイド・トーリックレンズによる結像

例題 7.4

図7.3において強主経線は水平である。その焦線（前焦線）は垂直である。この理由を凸の円柱レンズを用いて説明せよ。また，その内容を図示せよ。

（2） 各屈折状態と結像の状態 （この項では図番号を省略した）
 a．正視

　水晶体が無調節のときに，眼内に入った平行光線が網膜に焦点を結ぶ屈折の状態を正視という。正視は眼の屈折状態の基準となる。

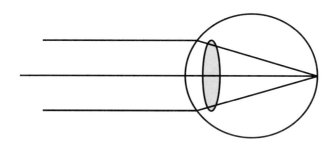

　遠く（無限遠）にある対象が調節なしで網膜に焦点が合っている。
　パワークロスは次の図のようになる。

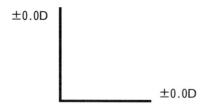

　結像状態は図のようになる。

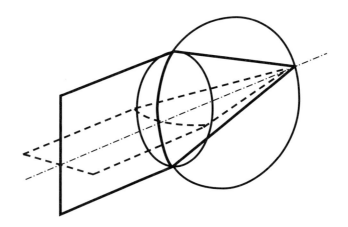

b．遠視

水晶体が無調節のときに，眼内に入った平行光線が網膜後方に焦点を結ぶような屈折の状態が遠視である．角膜や水晶体の屈折力が弱いことや眼軸長（角膜から網膜までの長さ）が短いことが遠視の状態になっていると考えられる．

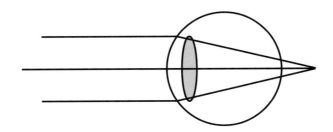

無調節では遠方の対象が網膜後方に焦点を結び，網膜上ではピントが合っていない。
パワークロスの例を示す．

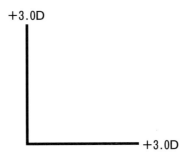

結像状態は図のようになる．

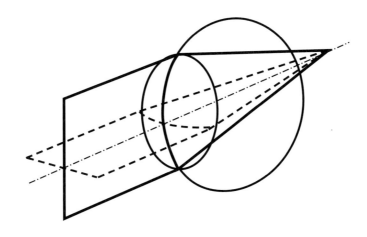

c．近視

　水晶体が無調節のときに，眼内に入った平行光線が網膜前方に焦点を結ぶような屈折の状態が近視である。角膜や水晶体の屈折力が強いことや眼軸長が長いことが近視の状態になっていると考えられる。

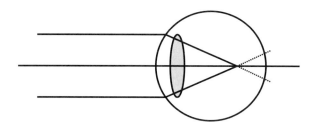

　調節なしの状態で網膜前方に焦点が合い，網膜上ではピントが合っていない。
　パワークロスの例を示す。

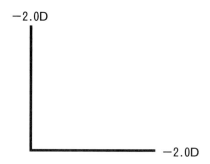

　結像状態は図のようになる。

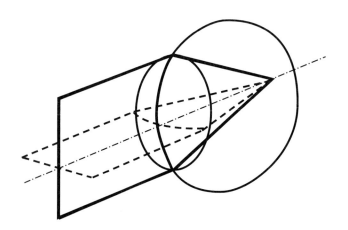

d．遠視性乱視

遠視性倒乱視の例を示す。

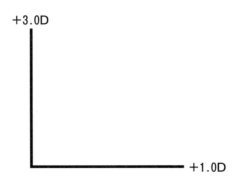

結像状態は図のようになる。

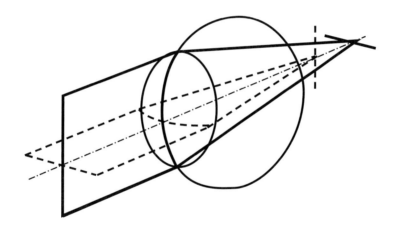

遠視性直乱視の例を示す。

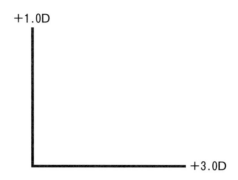

結像状態は図のようになる。

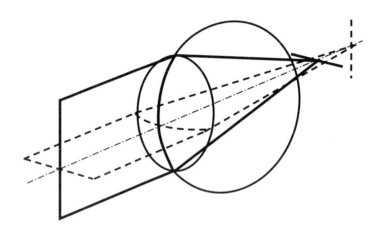

e．近視性乱視

近視性倒乱視の例を示す。

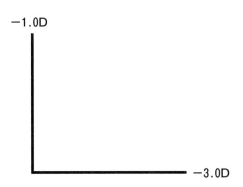

結像状態は図のようになる。

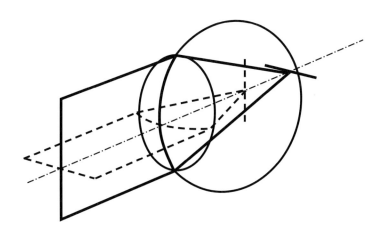

近視性直乱視の例を示す。

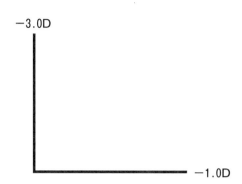

結像状態は図のようになる。

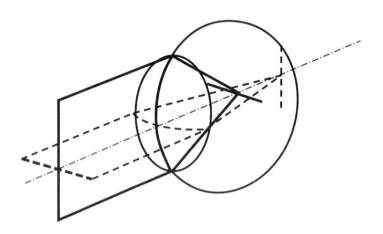

f．雑性乱視

雑性倒乱視の例を示す。

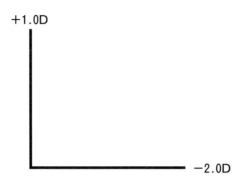

結像状態は図のようになる。

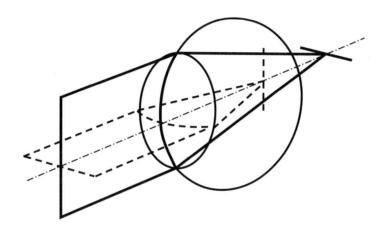

雑性直乱視の例を示す。

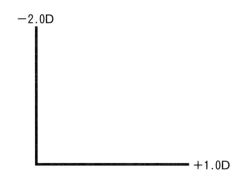

結像状態は図のようになる。

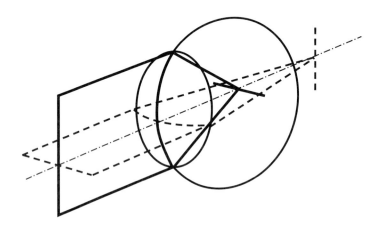

例題 7.5

図は雑性倒乱視の結像状態を示したものである。点線は水平方向からの入射光，実線は垂直方向からの入射光を示している。

この例にならい，（1）から（5）までのパワークロスの結像状態を図示せよ。焦線がある場合は正しく記入せよ。

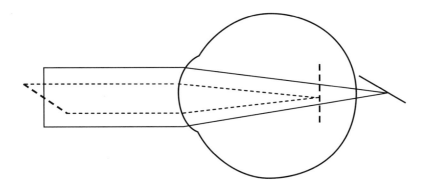

（1）

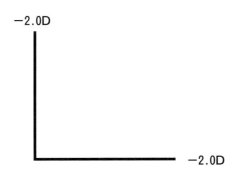

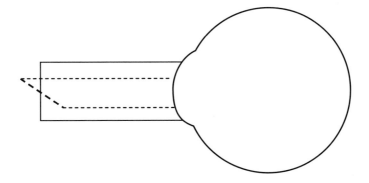

(2)

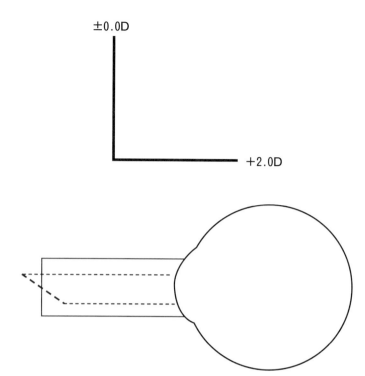

(3)

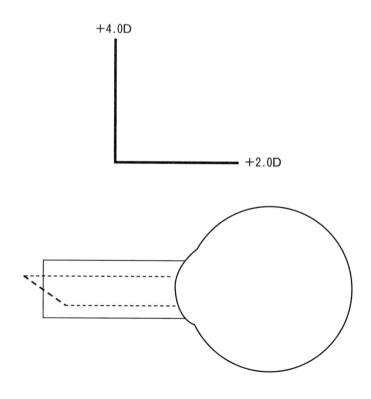

(4)

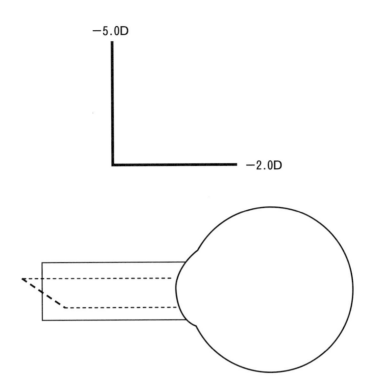

(5)

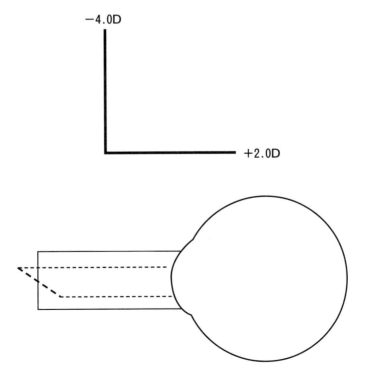

練習問題

7.1 次のパワークロスを式で表せ。式は3通り示せ。

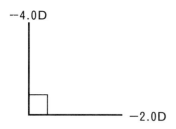

7.2 次のパワークロスを示す式で表せ。式は3通り示せ。

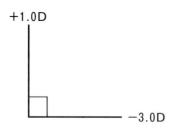

7.3 次の式をパワークロスで表せ。

　　　$+2.0D \bigcirc C-1.0D\ A90°$

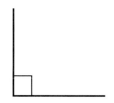

7.4 前焦線が網膜の前方1.0Dで水平方向にあり，後焦線が網膜の後方1.0Dで垂直方向にあった。この眼の屈折度をパワークロスで示すとともに，結像状態の図を完成せよ。さらにこの眼の屈折異常の種類を述べるとともに，矯正レンズの度数を3通り示せ。

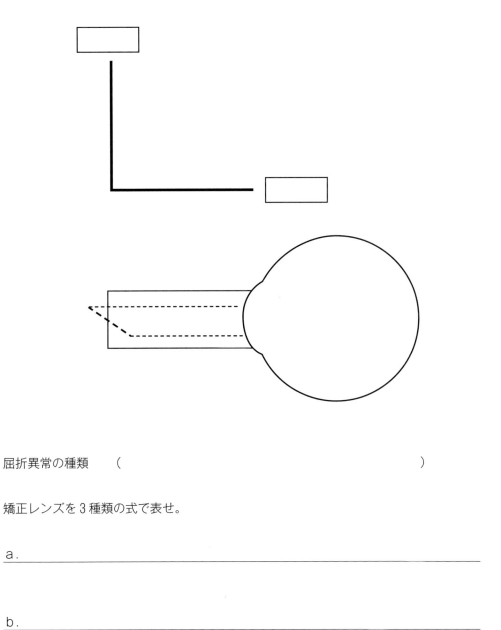

屈折異常の種類　（　　　　　　　　　　　　　　　　　　　　　　　）

矯正レンズを3種類の式で表せ。

a. _____

b. _____

c. _____

7.5 前焦線が網膜の前方 4.0D で水平方向にあり，後焦線が網膜上で垂直方向にあった。

(1) パワークロスを書け。

(2) この屈折の結像状態を図で表せ。焦線も記入せよ。

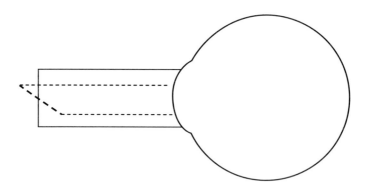

(3) 屈折異常の種類を書け。

(4) 矯正レンズを2種類の式で表せ。

a.

b.

7.6 前焦線が網膜の前方 2.0D で垂直方向にあり，後焦線が網膜の後方 1.0D で水平方向にあった。

（1）パワークロスを書け。

（2）この屈折の結像状態を図で表せ。焦線も記入せよ。

（3）屈折異常の種類を書け。

（4）矯正レンズを 3 種類の式で表せ。

a.＿＿＿＿＿＿＿＿＿＿＿＿＿＿＿＿＿＿＿＿＿＿＿＿＿＿＿＿＿

b.＿＿＿＿＿＿＿＿＿＿＿＿＿＿＿＿＿＿＿＿＿＿＿＿＿＿＿＿＿

c.＿＿＿＿＿＿＿＿＿＿＿＿＿＿＿＿＿＿＿＿＿＿＿＿＿＿＿＿＿

第8章 検影法

検影法は他覚的な屈折検査法である。現在では検影器と板付きレンズを用いるのが主流である。本章では検影法の原理と、屈折値への換算について学習する。

8.1 検影法

他覚的な屈折検査法で、skiascopy, retinoscopy, skiametry などと呼ばれる。鏡の中央に小孔を開けた凹面鏡または平面鏡と固定光源を用いる方法、点状検影器（spot retinoscope）を用いる方法、線状検影器（streak retinoscope）を用いる方法がある。

(1) 原理 （図8.1）

眼内に投影した光の反射像の点滅あるいは動きより屈折度数を測定する方法である。検査距離と被検眼の遠点が一致したとき、被検眼の反射は動かず、投影した光が眼内に入ったときはその反射は明るく、光が眼内に入っていないとき反射は消える。すなわち被検眼の反射は点滅する。被験眼の遠点が検査距離より長いとき眼底からの反射光は検査光と同じ方向に動く。これを同行という。被検眼の遠点が検査距離より短いときは眼底からの反射光は検査光と逆の方向に動く。これを逆行という。被検眼の眼前にレンズを置き、反射光の動きがなく点滅する中和のときのレンズ度数からその眼の屈折度数を計測する。

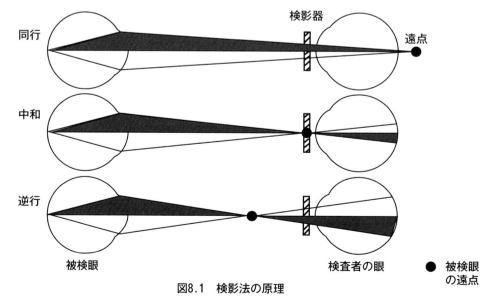

図8.1 検影法の原理

（2）検査法
①検査光 （図8.2）

　発散光線束（開散光線束）を用いることが基本である。他に長収束光線束と短収束光線束を用いる。発散光線束と長収束光線束では反射光は同じ動きを示す。一方，短収束光線束では反対の動きを示す。強度近視では短収束光線が，遠視では長収束光線が検査に適しているといわれている。いずれの場合も最終的には発散光線束で確認する必要があるとされている。

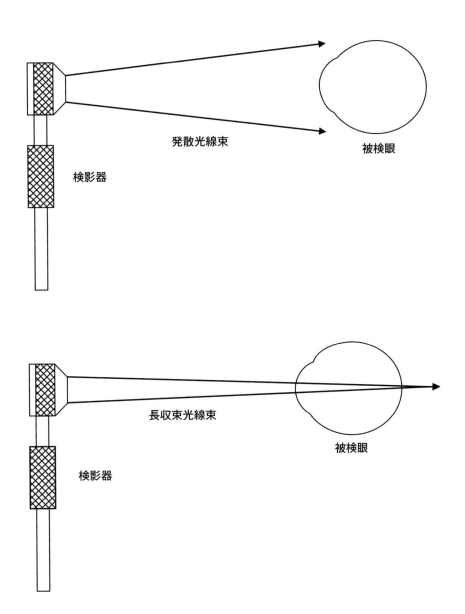

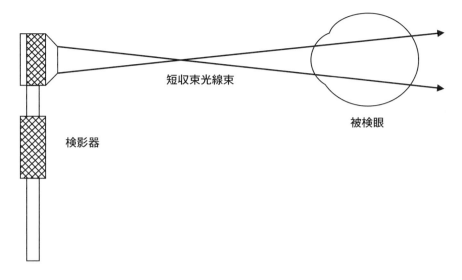

図8.2 検影法に用いる検査光

（注）開散光で検査を行うこと，収束光を用いた際には開散光で確認することは他の国では基準となっていない場合もある。

②反射光の動き
　　中和：検影器からの検査光を動かしても反射光は動かず，点滅する場合
　　同行：検影器からの検査光の動きと反射光の動きの方向が同じ場合
　　逆行：検影器からの検査光の動きと反射光の動きの方向が逆になる場合
　図8.3から図8.5は線条検影器を水平に振った時の模式図である。

　中和　検影器からの光束が被検眼の瞳孔に入ると，反射光によって瞳孔全体が明るく見える。

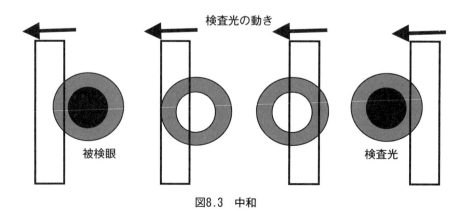

図8.3　中和

同行　検影器からの光束が被検眼の瞳孔に入ると，反射光が検影器からの光束と同じ方向に動いて見える。

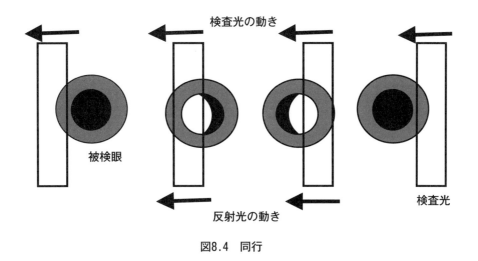

図8.4　同行

逆行　検影器からの光束が被検眼の瞳孔に入ると，反射光が検影器からの光束と逆の方向に動いて見える。

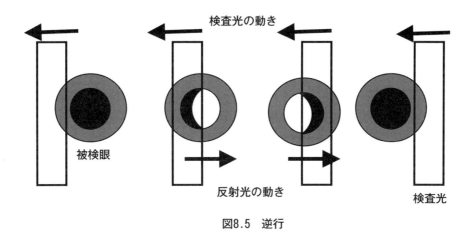

図8.5　逆行

③検査距離

　50cm が基本である。50cm で検査した場合，−2.0D の近視眼で中和する。1m で検査した場合は−1.0D の近視眼で中和する。

　50cm で検査した場合，−2.0D より軽い近視眼，正視眼，遠視眼では同行する。

　50cm で検査した場合，−2.0D より強い近視眼で逆行する。

④屈折度の計算

被検眼の屈折度は，

$$（中和に要した度数）-\left(\frac{1}{検査距離(m)}\right)$$

で計算される。検査距離が50cmであるときは，

$$（（中和に要したレンズの度数）-2）$$

で求められる。

例題 8.1

検査距離50cmで検影法を行った結果，90°方向で－3.0D，180°方向で＋1.0Dのレンズで中和した。この眼の屈折度はどれか。

1. －5.0D ⌒ C＋4.0D A90°
2. －5.0D ⌒ C＋4.0D A180°
3. －3.0D ⌒ C＋3.0D A180°
4. －1.0D ⌒ C－4.0D A90°
5. －1.0D ⌒ C＋4.0D A180°

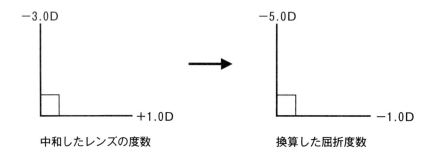

中和したレンズの度数 　　　　換算した屈折度数

練 習 問 題

8.1 検査距離50cm で検影法を行った結果，10°方向で＋3D，100°方向で−1D のレンズで中和した。（1），（2）の問いに答えよ。

（1）この眼の屈折度はどれか。
1．＋1.0D ⊃ C−4.0D A10°
2．＋1.0D ⊃ C＋4.0D A10°
3．−1.0D ⊃ C＋3.0D A100°
4．−3.0D ⊃ C＋4.0D A10°
5．−3.0D ⊃ C＋3.0D A100°

（2）等価球面度数はどれか。
1．−3.0D
2．−2.0D
3．−1.0D
4．＋1.0D
5．＋2.0D

8.2 検査距離40cm で検影法を行った結果，90°方向で−1.5D，180°方向で＋3.0D のレンズで中和した。この眼の屈折度はどれか。
1．−4.0D ⊃ C＋4.5D A90°
2．−4.5D ⊃ C＋1.0D A90°
3．−2.5D ⊃ C＋3.5D A90°
4．＋0.5D ⊃ C−4.5D A90°
5．−3.5D ⊃ C＋4.5D A90°

第 **9** 章 # 頂点間距離と矯正度数

眼の屈折度数は頂点間距離12mmの位置に矯正レンズを置いたときの矯正レンズ度数である。頂点間距離が変わると矯正の要するレンズ度数も変わることになる。コンタクトレンズにより屈折異常を矯正するとき，そのレンズ度数は眼鏡度数と異なるが，これは頂点間距離の違いに起因している。

9.1 頂点間距離と矯正度数

（1）頂点間距離（vertex distance）

角膜頂点と，矯正眼鏡の後面の光学中心である後頂点の間隔を頂点間距離または頂間距離といい，12mm である。

（2）屈折度数の測定

眼の屈折の度数はその矯正に必要なレンズの度数によって表される。その矯正レンズ度数は頂点間距離を12mm に置かれたときのものである。自動屈折計にて屈折度数を計測する場合は，測定モードを頂点間距離 12mm に設定する。

（3）屈折異常の矯正と遠点

屈折異常を矯正することは，矯正レンズの第二焦点をその眼の遠点に一致させることである。遠点はその眼に固有の点である。頂点間距離が異なるときは矯正に必要なレンズ度数が変わってくる。頂点間距離が短くなるほど遠視では強い凸レンズが，近視は弱い凹レンズが必要となり，逆に頂点間距離が長くなるほど遠視では弱い凸レンズが，近視は強い凹レンズが必要となる。

コンタクトレンズは角膜上に装着するため頂点間距離は 0 である。そのため，コンタクトレンズと眼鏡レンズでは必要かつ適正な矯正度数が異なる。外来においては換算表を用いることがある。

＋13.0D の遠視眼を例に挙げる （図9.1，図9.2，図9.3）。

＋13.0D の凸レンズの焦点距離は約0.077m，すなわち77mm である。凸レンズの第二焦点はレンズの射出側（通常は右側）にある。その位置に遠点がある。角膜頂点の後方65mm が遠点となる。これを遠点は眼後65mm である，と表現する。

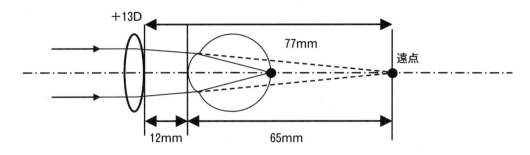

図9.1 ＋13Dの眼の遠点と矯正（頂間距離12mm）

頂点間距離が15mmになった場合は必要な矯正レンズ度数が変わる。遠点位置は変わらないため，＋13.0Dの凸レンズの焦点位置が遠点より3mm眼球側に移動し一致しなくなる。すなわち適正に矯正されていない状態となる。

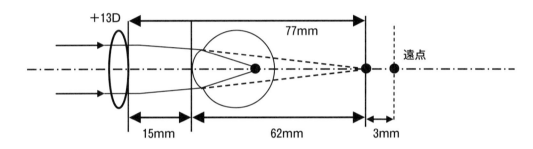

図9.2 頂間距離15mmの場合と＋13Dの眼の遠点と矯正レンズの第2焦点位置

遠点の位置は角膜後方65mm，頂点間距離は15mmであるため，レンズの後頂点から遠点までの距離は80mmとなる。この距離が焦点距離でもある。焦点距離が80mmの凸レンズは＋12.5Dとなる。すなわち＋13.0Dの遠視眼を矯正するとき，頂点間距離15mmでレンズを装用する場合は＋12.5Dが必要となり，頂点間距離12mmの時に比べ，＋0.5D弱くする必要がある。

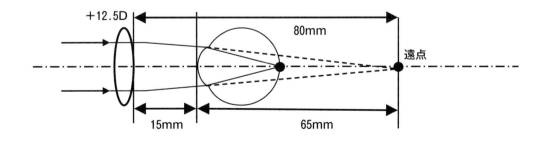

図9.3 頂間距離15mmの場合，＋13Dの眼の遠点と第2焦点位置が一致する矯正レンズ

108 ● 第9章 頂点間距離と矯正度数

例題 9.1

遠点が角膜頂点から後方90mm にあり，遠点の位置に第2焦点をもつレンズで矯正された。設問に答えよ。ただし，小数点以下は四捨五入せよ。

1．屈折異常の種類は何か。

2．矯正に必要な眼鏡レンズの屈折力を求めよ。ただし頂点間距離を10mm とする。

3．矯正に必要なコンタクトレンズの屈折力を求めよ。

練 習 問 題

9.1 遠点が角膜頂点から後方90mm にある。矯正レンズの屈折度はどれか。なお，頂点間距離は10mm とする。
1．+9.0D
2．+10.0D
3．+11.0D
4．+12.0D
5．+13.0D

9.2 +13.0D の眼の遠点はどれか。
1．角膜頂点の前方77mm
2．角膜頂点の前方70mm
3．角膜頂点の前方65mm
4．角膜頂点の後方65mm
5．角膜頂点の後方70mm

9.3 遠点が角膜前方512mm にあるとき，矯正眼鏡（遠用）の度数はどれか。ただし頂点間距離は12mm である。小数点以下を四捨五入せよ。
1．+5.0D
2．+4.0D
3．+2.0D
4．−2.0D
5．−4.0D

9.4 遠点が角膜前方62mm にあるとき，矯正眼鏡（遠用）の度数はどれか。ただし頂点間距離は12mm である。小数点以下を四捨五入せよ。
1．−14.0D
2．−16.0D
3．−18.0D
4．−20.0D
5．−22.0D

110 ● 第9章 頂点間距離と矯正度数

9.5 頂点間距離10mm で−10.0D の眼鏡レンズで矯正された。コンタクトレンズで矯正する場合，必要なレンズ度数はどれか。小数点以下を四捨五入せよ。

    1．−12.0D

    2．−11.0D

    3．−10.0D

    4．−9.0D

    5．−8.0D

9.6 遠点が角膜後方78mm にあるとき，矯正眼鏡（遠用）の度数はどれか。ただし頂点間距離は12mm である。小数点以下を四捨五入せよ。

    1．＋10.0D

    2．＋11.0D

    3．＋12.0D

    4．＋13.0D

    5．＋14.0D

9.7 遠点が角膜後方68mm にあるとき，矯正眼鏡（遠用）の度数はどれか。ただし頂点間距離は12mm である。

    1．＋11.0D

    2．＋11.5D

    3．＋12.0D

    4．＋12.5D

    5．＋13.0D

第10章 涙液レンズ

検査に用いるハードコンタクトレンズのベースカーブが角膜曲率半径と一致しない場合に涙液レンズが生じる。涙液レンズの度数計算を理解する。

10.1 涙液レンズ

（1）涙液レンズの定義

コンタクトレンズ後面のカーブと角膜前面のカーブが一致しないとき，その間の空間を涙液が満たすことになる。この涙液により形成されたレンズをいう。

コンタクトレンズのベースカーブと角膜曲率半径が一致している場合，涙液層は一定の厚さとなり，レンズの効果を持たない。一方，両者が一致しない場合，すなわちコンタクトレンズのベースカーブがフラットであったり，スティープであったりする場合，両者間の涙液層の厚さが一定ではなく，凸レンズあるいは凹レンズの形状を持つことになり，光学的なレンズとして働く。これが涙液レンズと言われるもので，ハードコンタクトレンズを用いる場合にみられる。

（2）涙液レンズの形状とレンズとしての機能

コンタクトレンズがフラットな場合，コンタクトレンズと角膜前面の間を埋めた涙液の形が凹レンズの形状となる（図10.1）。涙液層は凹レンズの働きをする。一方，スティープな場合，その空間は凸レンズの形状となり，涙液層は凸レンズの働きをする（図10.2）。

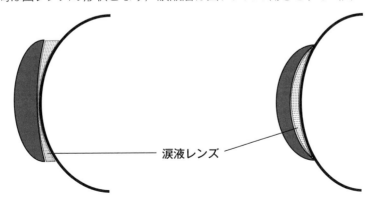

図10.1 コンタクトレンズがフラットな場合 凹レンズの形　　図10.2 コンタクトレンズがスティープな場合 凸レンズの形

112 ● 第10章 涙液レンズ

（3）涙液レンズの効果

　コンタクトレンズを用いた屈折矯正を行う場合，検査に用いるコンタクトレンズのベースカーブと実際に処方されるコンタクトレンズのベースカーブが異なることがある。こうした場合には涙液レンズの屈折力を補正する必要が生じる。

　コンタクトレンズのベースカーブと，角膜曲率半径の差の0.05が約0.25D の効果となる。フラットな場合とスティープな場合で－と＋が異なる。この値は概算値である。

練習問題

10.1 ハードコンタクトレンズ（BC810/P−2.0/S8.8）を用いたところ，ベースカーブが0.10mmフラットで，追加の屈折値は−0.5Dであった。BCを8.00mmにしたとき，適切なレンズ屈折力はどれか。ただし，BC: ベースカーブ　P: パワー　S: サイズである。

    1．−2.00D
    2．−2.25D
    3．−2.50D
    4．−2.75D
    5．−3.00D

10.2 19歳の女性。コンタクトレンズの処方を希望して来院した。ハードコンタクトレンズ（BC8.05/P−2.0/S8.8）を用いたところ，ベースカーブが0.05mmフラットで，追加の屈折値は−0.5Dであった。ただし，記号は先の問題と同じである。（1）〜（3）の問に答えよ。

（1）適正なレンズカーブはどれか。

    1．8.10
    2．8.05
    3．8.00
    4．7.95
    5．7.90

（2）正しいのはどれか。

    1．ハードコンタクトレンズと角膜間に空気が入り，レンズの働きをする
    2．ハードコンタクトレンズのベースカーブは矯正度数と無関係である
    3．ハードコンタクトレンズのエッジ効果は凸レンズの働きをする
    4．ハードコンタクトレンズのベースカーブがフラットのときは凹レンズの働きをする
    5．ハードコンタクトレンズの涙液レンズ効果は一定である

（3）ベースカーブを8.00mmにしたとき，適切なレンズ屈折力はどれか。

    1．−2.00D
    2．−2.25D
    3．−2.50D
    4．−2.75D
    5．−3.00D

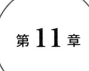

第11章 プリズム

プリズムの光学的な基礎と，プリズム度数の合成とその時の角度，さらには眼鏡レンズのプリズム効果について理解する。

11.1 プリズムの基本

（1）プリズム各部の名称と構造

平行でない2面以上の研磨された平面により構成された透明体をいう。基本形を図11.1 に示す。検眼レンズセットにあるプリズムはそれを円で切り取ったものである。プリズムの作用は光の進行方向を変えることと分散させることである。前者には全反射を利用する方法と屈折させるものとがある。

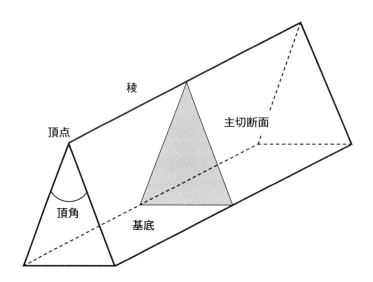

図11.1　プリズムの各部の名称と構造

（2）プリズムの偏角（ふれの角）（図11.2）

プリズムに入射した光は基底の方向に屈折する。入射した光線を直進させた方向と射出する光線の方向がなす角を偏角，あるいはふれの角という。この角度は頂角，プリズムの屈折率，および入射角により決まる。概算で，偏角 θ は頂角 a の 1/2 である。

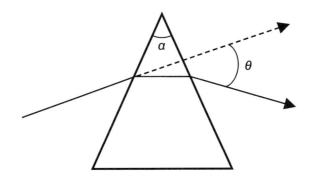

図11.2 プリズムの偏角

（3）プリズムによる像の移動
　図11.3に示すように，プリズムを通して対象を見たとき，対象の像は稜の方向に移動して見える。

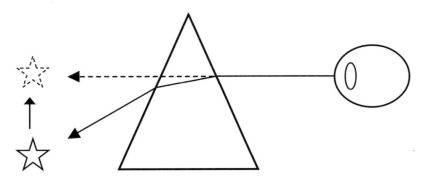

図11.3 プリズムによる像の移動

（4）プリズムディオプター
　プリズムのパワーを示す単位である。入射した光線を1 mの距離で1 cm偏位するとき，1プリズムディオプターという。図11.4に模式図を示す。

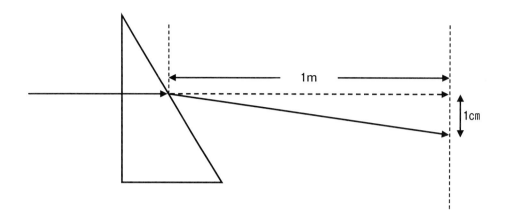

図11.4　プリズムディオプター

(5) 最小偏角の位置
　偏角は入射角により変化する。偏角が最小となるのは入射光線と射出光線が頂角の2等分線について対象になるときである。

(6) プリズムの保持位置
　プリズムを眼前に保持する位置には，プリンティスポジション，フロンタルポジション，最小偏角の位置がある。プリズムの種類により保持する位置が決められている。詳細は斜視角の測定を参照。

(7) プリズムの合成

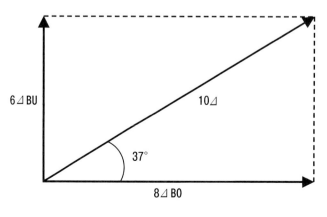

図11.5　プリズムの合成

図11.5に示すように，基底が水平のプリズムと垂直のプリズムを合成するには両者のベクトル和となる。逆に基底が垂直あるいは水平ではないプリズムを分解する場合は水平および垂直のベクトルに分解して考える。計算によって求めることもできるが，簡易な方法としては方眼紙の利用がある。外来では換算表が利用されている。この方法による合成は2枚のプリズムが密着している場合に可能である。

（8）プリズムの方向の表記

プリズムの方向は0°から360°の範囲で，基底の方向（角度）で表記する。基底が水平あるいは垂直の場合は，基底の方向を内方（BI），外方（BO），上方（BU），下方（BD）で表すことができる。

11.2 眼鏡レンズのプリズム作用

（1）プレンティスの法則 （図11.6）

レンズはプリズムの集合体であり，眼鏡レンズはプリズム作用を持つ。眼鏡レンズの任意の点におけるプリズム作用はプレンティスの式（近似式）により求めることができる。

$$P = h(cm) \times D \quad \text{または} \quad P = (h(mm) \times D) \div 10$$

P：プリズム度数　　h：光軸からの距離　　D：レンズ度数

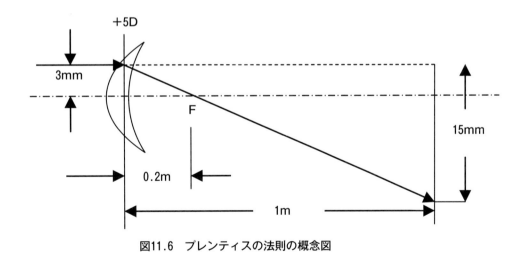

図11.6　プレンティスの法則の概念図

図11.5より，+5.0Dにおいて光学中心から3mm離れている位置のプリズム度数は，次式による計算より，1.5⊿となる。

$$P(⊿) = h(cm) \times D = (h(mm) \times D) \div 10$$
$$= (3 \times 5) \div 10 = 1.5 (⊿)$$

118 ● 第11章　プリズム

練 習 問 題

11.1 −5.0D の球面レンズの光軸が視線と平行に鼻側に 3 mm ずれていた。この位置でのプリズムディオプターと基底の方向を求めよ。

11.2 ＋5D の遠視眼で，遠視を眼鏡レンズで矯正し，さらに 2△の基底外方効果を得たい場合，光学中心位置をどの方向にどれだけ移動させればよいか。頂間距離を 0 とし，片眼のレンズのみの移動とする。

11.3 ＋0.5D の眼鏡レンズを偏心させて，0.25△のプリズム効果を持たせる偏心量はどれか。
1．2.5mm
2．5.0mm
3．7.5mm
4．10.0mm
5．12.5mm

11.4 5歳の男児，視力は右1.2（1.2×＋0.5D），左0.5（0.7×＋3.5D）である。8△の内斜視と，左眼 6△の上斜視とがあり右眼にプリズムを用いて中和したい。（1），（2）の問に答えよ。

（1）プリズムの強さはどれか。
1．10△
2．12△
3．14△
4．16△
5．18△

（2）プリズムの基底方向はどれか。

    1．外方

    2．外上方

    3．外下方

    4．内上方

    5．内下方

11.5 両眼－10D の眼鏡を装用している患者に，遠見時 8△の外斜位を認める。両眼の眼鏡レンズを等量ずつ偏心することにより眼位矯正をするとき，一眼のレンズ中心の位置で正しいのはどれか。

    1．4mm 内方へ偏位

    2．4mm 外方へ偏位

    3．8mm 内方へ偏位

    4．8mm 外方へ偏位

    5．偏心では矯正不能

練習問題解答

第 1 章

    1.1   2

    1.2   3

    1.3   4，5

    1.4   1

    1.5   3

    1.6   1，2

    1.7   4

第 2 章

    2.1   1

    2.2   4

    2.3   2

第 3 章

    3.1（1）   0.2m

       （2）   0.25m

       （3）   0.5m

       （4）   2 m

       （5）   0.25m

    3.2（1）   +10.0D

       （2）   +4.0D

       （3）   −8.0D

    3.3   4

発展問題

    3.4   +1.0D

    3.5   +3.0D

    3.6（1）光軸上でレンズの右側7.5cm

       （2）光軸上でレンズの右側6.7cm

       （3）光軸上で，レンズの右側7.5cm から，6.7cm の位置に移動

練習問題解答 ● 121

第 5 章

5.1 （1）　　20 分

　　（2）　　0.5 分

　　（3）　　12.5 分

5.2 （1）　　0.8

　　（2）　　0.2

　　（3）　　0.05

5.3 （1）　　3.75mm

　　（2）　　1.5mm

　　（3）　　9 mm

　　（4）　　15mm

5.4 　　　　15c/d

5.5 　　　　0 log*MAR*

発展問題

5.6 　　　　0.2

第 6 章

6.1 　　眼後50cm

6.2 　　眼前25cm

6.3 　　眼前10cm

6.4 　　眼前25cm

6.5 　　眼前10cm

6.6 　　＋2.0D の遠視

6.7 　　眼前33cm から眼前12.5cm

第 7 章

7.1 　　$-2.0D \frown C-2.0D$ A180°

　　　　$-4.0D \frown C+2.0D$ A90°

　　　　$C-4.0D$ A180° $\frown C-2.0D$ A90°

7.2 　　$+1.0D \frown C-4.0D$ A90°

　　　　$-3.0D \frown C+4.0D$ A180°

　　　　$C+1.0D$ A180° $\frown C-3.0D$ A90°

7.3

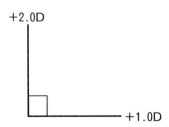

7.4

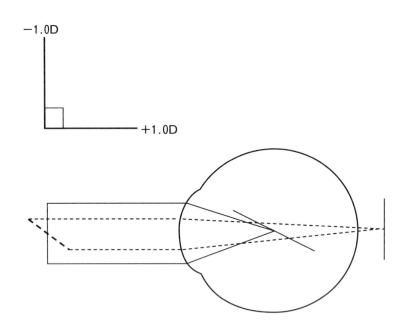

　　雑性乱視
　a. －1.0D ◯ C＋2.0D A90°
　b. ＋1.0D ◯ C－2.0D A180°
　c. C－1.0D A190° ◯ C＋1.0D A90°

7.5

（1）

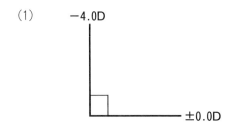

(2)

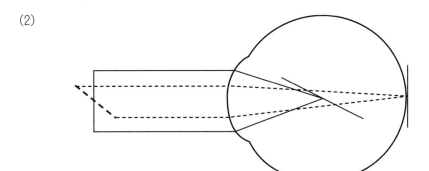

(3) 近視性（単）乱視
(4) a．C －4.0D A180°
　　b．－4.0D ◠ C＋4.0D A90°

7.6

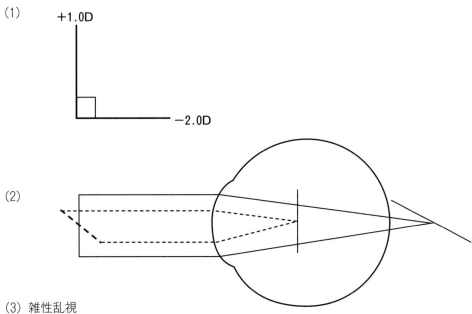

(3) 雑性乱視
(4) a．＋1.0D ◠ C－3.0D A90°
　　b．－2.0D ◠ C＋3.0D A180°
　　c．C＋1.0D A180° ◠ C－2.0D A90°

第8章

8.1 （1）　1

　　 （2）　3

8.2 　　　1

第9章

9.1 　　2

9.2 　　4

9.3 　　4

9.4 　　4

9.5 　　4

9.6 　　2

9.7 　　4

第10章

10.1 　　　5

10.2 （1）　3

　　 （2）　4

　　 （3）　4

第11章

11.1 　　　1.5△　基底外方

11.2 　　　4 mm　外方に移動

11.3 　　　2

11.4 （1）　1

　　 （2）　2

11.5 　　　2

索　引

■英数字
３要素　*27*
log*MAR*　*48*
log*MAR*表　*49*
OKN視力　*42*
Purkinje-Sanson像　*53*
Seidelの５収差　*27*
VEP検査　*43*
vertex distance　*106*

■あ
赤目現象　*2*
厚いレンズ　*23*
アッベ数　*27*

■い
色収差　*28*

■う
薄いレンズ　*22*

■え
遠見視力　*42*
遠視　*54*
遠視性直乱視　*88*
遠視性倒乱視　*87*
遠視性乱視　*55*
円柱レンズ　*17*
遠点　*58*

■お
凹円柱レンズ　*17*
黄斑部　*3*
凹面鏡　*35*
凹レンズ　*16*

■か
角膜　*1*
可視光　*9*
仮性近視　*56*
眼球　*1*

■き
幾何光学　*8*
偽近視　*56*

逆分散率　*27*
逆行　*100, 102*
球面鏡　*35*
球面収差　*27*
球面レンズ　*15*
鏡径　*35*
鏡口　*35*
鏡軸　*35*
強主経線　*18, 65, 83*
矯正視力　*42*
矯正眼鏡　*61*
強膜　*3*
共役点　*58*
極　*35*
曲率中心　*35*
曲率半径　*15, 35*
虚像　*25, 30*
近見視力　*42*
近視　*55*
近視性直乱視　*90*
近視性倒乱視　*89*
近視性乱視　*55*
近点　*58*

■く
屈折の法則　*12*
屈折率　*27, 114*
屈折力　*18, 19*

■け
経線　*15*
経面　*15*
結像公式　*30*
検影法　*100*

■こ
虹彩　*1*
光軸　*4, 15*
後焦線　*19, 83*
光速度　*12*
後頂点屈折力　*22*
後頭葉視中枢　*4*
コマ収差　*28*
混合乱視　*57*
コントラスト視力　*43*

コントラスト感度　*43*

■さ
最小可読閾　*41*
最小錯乱円　*19, 83*
最小視角　*39*
最小識別閾　*41*
最小視認閾　*41*
最小分離閾　*39, 41*
最小偏角の位置　*116*
ザイデルの５収差　*27*
雑性直乱視　*92*
雑性倒乱視　*91*
雑性乱視　*55*

■し
視角　*38*
自覚的屈折検査法　*59*
視器　*1*
軸　*17*
軸上色収差　*27*
視交叉　*4*
視細胞　*3*
視軸　*4*
視神経　*3*
視神経乳頭　*3*
視線　*4*
実像　*25, 36*
字づまり視力　*42*
字ひとつ視力　*42*
縞視力　*42*
弱主経線　*18, 65, 83*
斜乱視　*57*
周期　*9*
収差　*27*
周辺視力　*3*
主点　*22, 23*
主点屈折力　*22*
主要点　*22*
焦域　*19*
硝子体　*3*
照準線　*5*
小数視力　*39*
焦線　*17*
焦点　*22*

焦点距離　19
視力　38
視路　4
振動数　9
振幅　9

■す
水晶体　2
スタームの間隔　19
スティーブ　111
スネルの法則　12

■せ
正視　54
静的屈折　54
正乱視　56
絶対屈折率　12
節点　22, 23
線状検影器　100
前焦線　19, 83
全反射　13

■そ
像面湾曲収差　28

■た
対数視力　42, 46
他覚的屈折検査法　59
縦波　10
単一視力　42
単性乱視　57

■ち
注視線　5
中心外視力　42
中心視力　3, 42
中心窩　3
中和　100, 102
頂角　114
調節作用　2, 53
頂点　35
頂点間距離　66, 106
頂点屈折力　22
直乱視　57
チン小体　2

■て
ディオプトリー　19

点状検影器　100

■と
等価球面置換法　61
等価球面度数　61, 77
同行　100, 102
瞳孔　1
瞳孔中心線　5
等差数列　49
動的屈折　54
等比数列　49
倒乱視　57
トーリックレンズ　18
凸円柱レンズ　17
凸面鏡　35
凸レンズ　16

■な
波の速度　9

■に
入射瞳　4

■は
バージェンス　29
バージェンスの基本式　29
倍率色収差　27
白色瞳孔　2
波長　9
波動光学　8
パワークロス　65
半交叉　4
反射の法則　12

■ひ
比重　27
非点収差　28

■ふ
フェルマーの原理　13
副尺視力　41
複性乱視　57
不正乱視　56
フラット　111
プリズム　114
プリズムディオプター　115
ふれの角　114
プレンティスの法則　117

分数視力　43

■へ
並列視力　42
偏角　114
片眼視力　42
偏心固視　43
偏心視　43
偏心視力　43

■み
みかけの調節　62
脈絡膜　3

■め
面屈折力　15

■も
網膜　3
毛様体　2

■よ
横波　10

■ら
裸眼視力　42
乱視　56
ランドルト環　41

■り
両眼開放視力　42
両眼視力　42
量子光学　8

■る
涙液レンズ　111

■ろ
老眼　56
老視　56

■わ
歪曲収差　28

[著者紹介]

川瀬 芳克（かわせ よしかつ）
略　　歴　1971 年　名古屋大学文学部哲学科心理学専攻卒業
　　　　　1971 年　愛知県総合保健センター視力診断部勤務
　　　　　1974 年　視能訓練士免許 取得
　　　　　2001 年　あいち小児保健医療総合センター勤務
　　　　　2004 年　愛知淑徳大学医療福祉学部（現 健康医療科学部）医療貢献学科視覚科学専攻 教授
　　　　　2018 年　愛知淑徳大学 名誉教授
専門分野　視能矯正学，ロービジョン学
主　　著　視能学　第 2 版（丸尾敏夫他編，文光堂，2011 年，共著）
　　　　　視能矯正学　改訂第 3 版（丸尾敏夫編，金原出版，2012 年，共著）
　　　　　ロービジョンケアの実際　第 2 版（高橋広編，医学書院，2006 年，共著）
　　　　　ロービジョンケアガイド　眼科プラクティス14（樋田哲夫編，文光堂，2007 年，共著）
　　　　　ロービジョンケアの実際 専門医のための眼科診療クオリファイ26（山本修一編，中山書店，2015 年，共著）

視能訓練士のための生理光学
自分で作るワークブック
Physiological Optics for Orthoptist

2016 年 12 月 10 日　初版 1 刷発行
2021 年 4 月 15 日　初版 3 刷発行

著　者　川瀬芳克　ⓒ 2016
発行者　南條光章
発行所　共立出版株式会社
　　　　東京都文京区小日向 4-6-19（〒112-0006）
　　　　電話　03-3947-2511（代表）
　　　　振替口座　00110-2-57035
　　　　www.kyoritsu-pub.co.jp

印　刷
製　本　星野精版印刷

検印廃止
NDC 425.8, 491.374
ISBN 978-4-320-06184-2

一般社団法人
自然科学書協会
会　員

Printed in Japan

JCOPY　<出版者著作権管理機構委託出版物>
本書の無断複製は著作権法上での例外を除き禁じられています．複製される場合は，そのつど事前に，出版者著作権管理機構（TEL：03-5244-5088，FAX：03-5244-5089，e-mail：info@jcopy.or.jp）の許諾を得てください．

酒井聡樹 著

これから論文を書く若者のために
【究極の大改訂版】

「これ論」!!

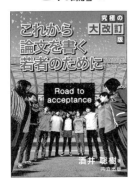

- 論文を書くにあたっての決意・心構えにはじまり，論文の書き方，文献の収集方法，投稿のしかた，審査過程についてなど，論文執筆のための技術や本質を余すところなく伝授している。
- 「大改訂増補版」のほぼすべての章を書きかえ，生態学偏重だった実例は新聞の科学欄に載るような例に置きかえ，本文中の随所に配置。
- 各章の冒頭には要点ボックスを加えるなど，どの分野の読者にとっても馴染みやすく，よりわかりやすいものとした。
- 本書は，論文執筆という長く険しい闘いを勝ち抜こうとする若者のための必携のバイブルである。

A5判・並製・326頁・定価2,970円（税込）・ISBN978-4-320-00595-2

これからレポート・卒論を書く若者のために
【第2版】

「これレポ」!!

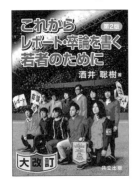

- これからレポート・卒論を書く若者全員へ贈る必読書である。理系・文系は問わず，どんな分野にも通じるよう，レポート・卒論を書くために必要なことはすべて網羅した本である。
- 第2版ではレポートに関する説明を充実させ，"大学で書くであろうあらゆるレポートに役立つ"ものとなった。
- ほとんどの章の冒頭に要点をまとめたボックスを置き，大切な部分がすぐに理解できるようにした。問題点を明確にした例も併せて表示。
- 学生だけではなく，社会人となってビジネスレポートを書こうとしている若者や，指導・教える側の人々にも役立つ内容となっている。

A5判・並製・264頁・定価1,980円（税込）・ISBN978-4-320-00598-3

これから学会発表する若者のために
―ポスターと口頭のプレゼン技術―【第2版】

「これ学」!!

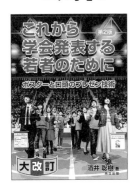

- 学会発表をしたことがない若者や，経験はあるものの学会発表に未だ自信を持てない若者のための入門書がさらにパワーアップ！
- 理系・文系を問わず，どんな分野にも通じる心構えを説き，真に若者へ元気と勇気を与える内容となっている。
- 3部構成から成り立っており，学会発表前に知っておきたいこと，発表内容の練り方，学会発表のためのプレゼン技術を解説する。
- 第2版では各章の冒頭に要点がおかれ，ポイントがおさえやすくなった。良い例と悪い例を対で明示することで，良い点と悪い点が明確になった。説明の見直しなどにより，わかりやすさという点でも大きく進歩した。

B5判・並製・206頁・定価2,970円（税込）・ISBN978-4-320-00610-2

www.kyoritsu-pub.co.jp　　**共立出版**　　（価格は変更される場合がございます）